食べもの通信

心と体と社会の健康を高める食生活

Contents

2021 2月号 | No.600

インタビュー 02

日本文学研究者

ロバート キャンベルさん

文学は気持ちを
和らげ、勇気を与える

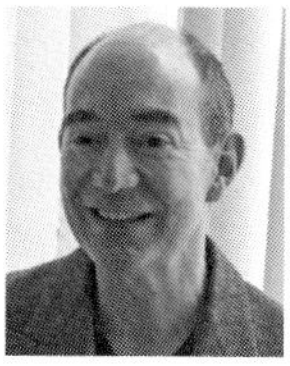

600号記念 インタビュー総勢439人 06

巻頭を飾った多彩な各界のみなさま

家庭栄養研究会編集委員会

特集① 09

花粉症 薬だけに頼らず

シーズンを乗り切る！

家庭でできる手当、食事、掃除のテクニック

花粉を持ち込まない・吸い込まない
効果的な掃除法 …… 10
角田和彦

家庭でできる花粉症対策
鼻内・腸内・室内の三つの内環境を
整えることがポイント …… 12
北西 剛

特集② 15

待ったなし！

食品ロス削減

「飢餓ゼロ」の世界をめざして

コロナ禍で世界の飢餓が拡大
急がれる食品ロスの見直し …… 16
WFP国連世界食糧計画日本事務所

各国の食品ロス対策
食品廃棄の禁止など厳しい規制キ …… 18
小倉正

みんな

大量

生産 …… 20

原田佳

日常生
10のヒント …… 22
家庭栄養研究会編集委員会

シリーズ コロナ危機から命を守る〈7〉

冷凍食品で新型コロナウイルスが輸入される？
生食は避けて手洗いと加熱を …… 24
小倉正行

●2月の旬 05
「タカナ」 橋本紀代子

●岩手・釜津田 2月の山里だより㉑ 08
熱々の熊汁を囲む 三上亜希子

●ワッハッハ談義㊿ 行事食編❷ 23
豆まきして疫病退治
永山久夫

●子どもの食事 おかわりちょうだい！ 26
アシタバのかき揚げ、雑炊ほか
川崎市 すぎのこ保育園

●主菜になる豆腐料理㉒ 28
体を温める食事で 冬をのりきる
池上保子

●続 どっちを選ぶ？ こんなに違う加工食品㉓ 31
「だしを加えたみそ加工品」
小薮浩二郎

●シリーズ 食の安全・安心 32
“かくれ食品添加物”
健康ブーム「カロリーオフ、ゼロ」の
陰で需要を伸ばす合成（人工）甘味料
蓮尾隆子

●暮らしのなかの有害物質⑲ 34
女性を現代病から守るには（2）
身近に広がる有機フッ素汚染
化粧品や日焼け止めにも
水野玲子

●続 とっておきの温泉宿⑬ 36
濃くてフレッシュな温泉と郷土愛が伝わる食事
山形県・小野川温泉「うめや旅館」
和田美代子

●食のかけ橋 日本の産地から96 38
「農業はポエム」と飄々と語り
挑戦してきた無農薬の果樹栽培
神奈川県・諏訪部衛人さん

●情報カフェ㉕ 40
うま味も栄養価もアップ！ 干し野菜を作ろう
家庭栄養研究会編集委員会

●海外レポート 豊かな社会 キューバ② 41
キューバの日本人移民 日本式農業で大きな貢献
中野健太

●『食べもの通信』600号記念おめでとうメッセージ 43
奥山佳恵さん

㊷ 私もひとこと・読者会案内
㊹ 情報トピックス
㊻ 読者プレゼント・くらしのMEMO
㊼ 家栄研だより
㊽ 食べもの通信社NEWS

●表紙・本文イラスト：中村鈴子／特集・おかわりちょうだい！ イラスト：チブカマミ
●表紙写真 フーズリンク「旬の食材百科」

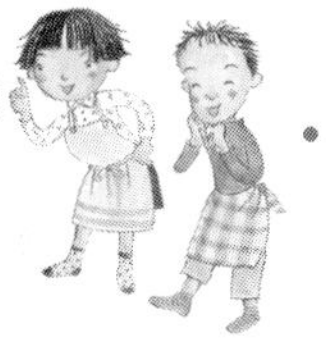

和らげ、勇気を与える

ロバート キャンベルさん

●日本文学研究者

新型コロナウイルスで貧富の格差拡大や、市民が自粛に従わない人を攻撃する「自粛警察」、ストレスから心を病む「コロナうつ」などが社会問題になるなか、キャンベルさんのことば「文学は人の心をつなぐ。鬱積していたものから少しずつ（心が）解放されていく」を思い出しました。それは東日本大震災のさい、被災者と一緒に本を読む会を重ね、被災者の気持ちがほぐれていく姿に裏付けられています。積極的に寛容であることの大切さを説くキャンベルさんに、文学がもつ力と、日本文学から読み解く日本人と食について聞きました。

聞き手●阿部悦子（編集部）／写真●矢吹紀人

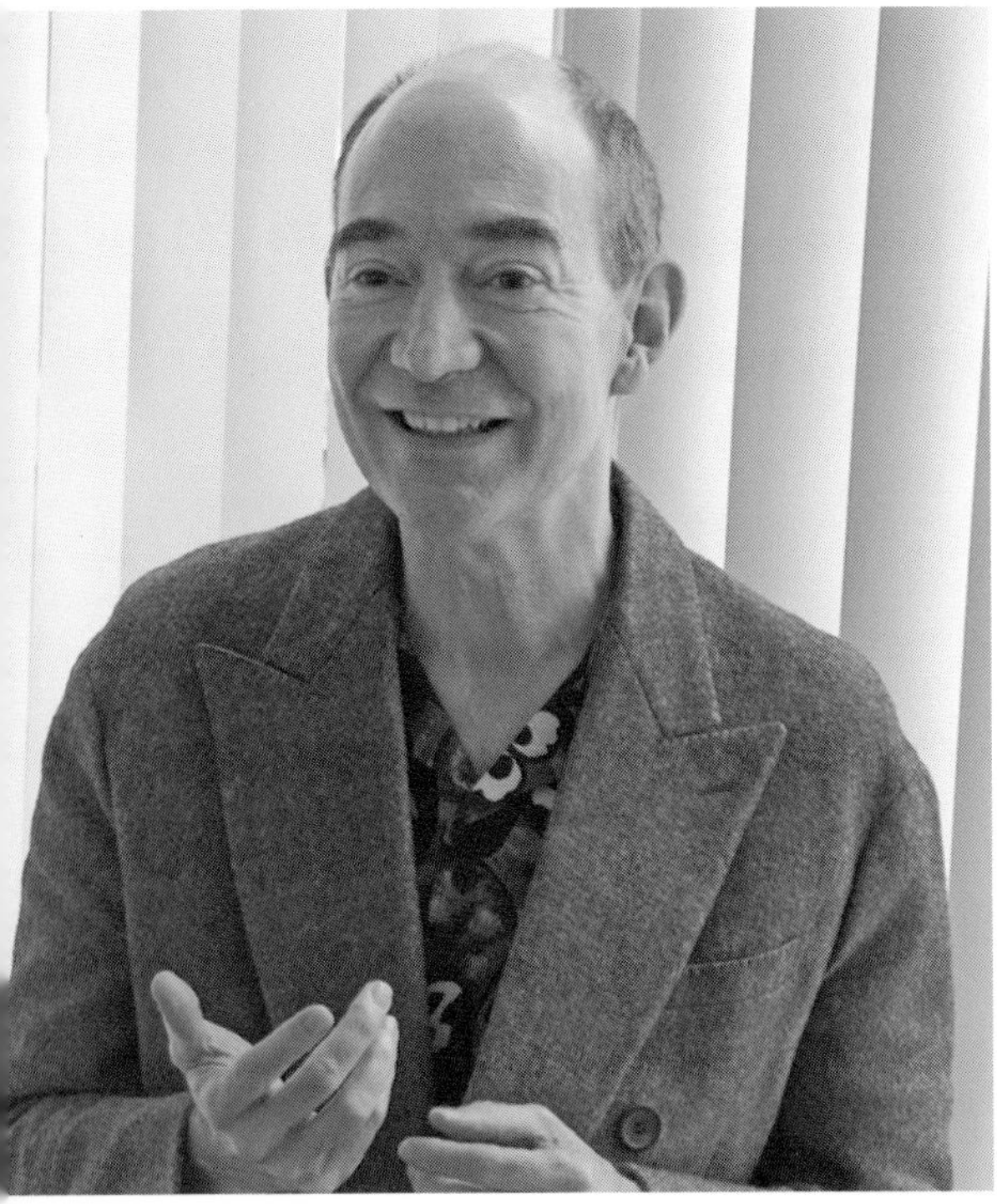

Profile

ニューヨーク市生まれ。国文学研究資料館館長、東京大学名誉教授。ハーバード大学大学院東アジア言語文化学科博士課程修了、文学博士。専門は近世・近代の日本文学。日本テレビ「スッキリ」（毎週火曜日出演）などメディアでも活躍。著書『東京百年物語』1〜3（岩波文庫）『井上陽水英訳詞集』（講談社）など。

焦点を自分から切り離すと心の炎症が抑えられる

――新型コロナウイルスは人の心も疲弊させています。このような時代に文学がもつ力とは。

文学は食べものがなくて困っている人のおなかを直接満たしたり、感染症に苦しむ人に薬のように効くものではありません。東日本大震災のとき、街や生活が壊れてしまったのを見て、私を含めて研究者や作家はたいへんな無力感に襲われました。

でも、文学には自分との利害関係がない人の苦労やがんばりを追体験することで、自分の日常が違って見えるようになったり、酸欠状態から少し息継ぎができるようになるという力があります。気持ちを和らげ、勇気を与え、あるいは「人間」は人の間と書きますが、人と人の間に生きるとはどういうことなのかを考えさせてくれます。

SNSのツイッターなどは他人を批判し、感情の温度を上げ、加

文学は気持ちを

速化させることがあります。そこから離れて20年前、200年前、1000年前に書かれたすぐれた文学作品を読むと、遠い景色を見て気持ちを落ち着かせるのと同じように焦点が自分から切り離され、心の炎症が抑えられたり、困難に向かっていくエネルギーを作ってくれます。遠くと目の前を往復することはとても大事で、私もそうすることで支えられてきました。

日本人の精神性を物語る江戸時代の料理本

――江戸時代は食に関する本が多くあったそうですね。

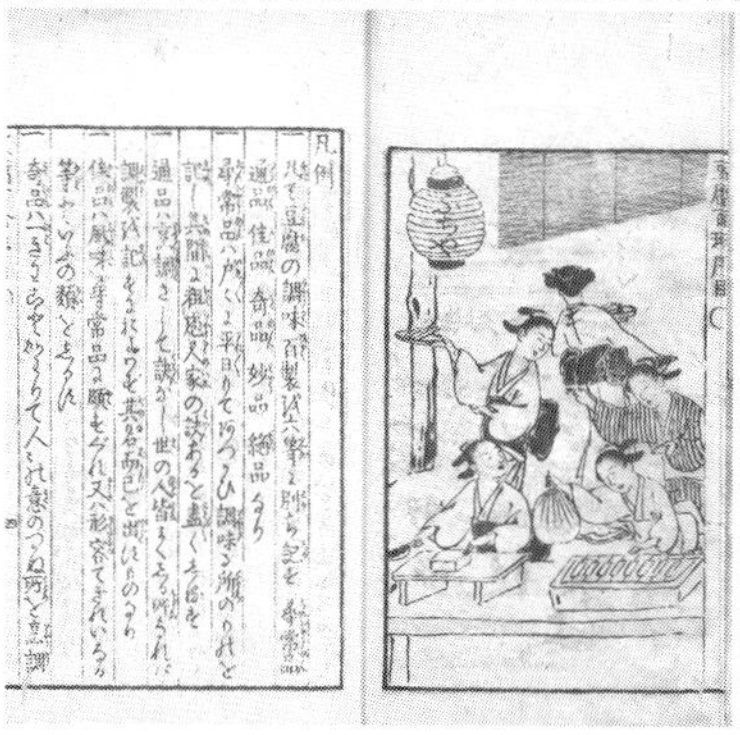

豆腐料理を尋常品、奇品、妙品、絶品などにわけて紹介した『豆腐百珍』＝1782（天明2）年刊行。（『日本古典籍データセット』<国文研等所蔵>）

江戸時代には食にかかわる記録がたくさん作られ、「料理本」はとても多様です。それぞれの藩で家族や家臣、遠来のお客におもてなしをする献立が多く残っています。

年中行事や冠婚葬祭のメニュー、食料がないとき、あるいは急なお客さんが来たときにすぐに出せる一品として、砂糖漬けや野菜の切れ端を使いきる知恵を書いた料理本、食糧難に食べてはいけない野草や食べられる野草、最後の手段として木の幹をそいで食べるときの処理法が書かれたサバイバル本もあります。

目次を見ると、「紫のゆかり」などとみやびやかな美しい料理名がつけられていたり、ナスビやゴボウなどの食材が書かれ、その季節にすぐに作れる料理がわかるようになっているものもあります。

卵や豆腐を100レシピ載せた『万宝料理秘密箱　卵百珍』や『豆腐百珍』など、日本人は数えあげることが大好きなんですね。「おかず」ということば自体もそうですが、数で腑分けして認識する世界観、文化があります。

ささやかな気持ちを伝えるのに食べものがよく使われていたこと、持続不可能なことはせず、でも特別な日には身の丈に合った特別な料理を振る舞ったことなど、料理本は人びとがどう生きていたか、日本人の精神性も物語っていて、おもしろいジャンルです。

――絵が多いのも、日本文学の特徴だそうですね。

読んでおもしろく、かつ生きるうえで力になる知恵を、江戸時代の人たちは非常に求めるんです。ですから本は、上から目線でお上が教化するというのではなく、人びとの求めに応えるように、商業出版でどんどん作られました。

江戸時代は基本的に黙読はなかったといわれていますので、声に出して読んだんですね。「挿絵」ではなく「絵組《えぐみ》」といいますが、木版技術でたくさんの絵を流れるように入れることができたので、識字能力が高くない人も絵を見てストーリーに見当をつけられます。

それが一つの文化として京都、大坂、そして江戸に広がり、成熟していき、日本人の文字を読む力を底上げしたと思います。

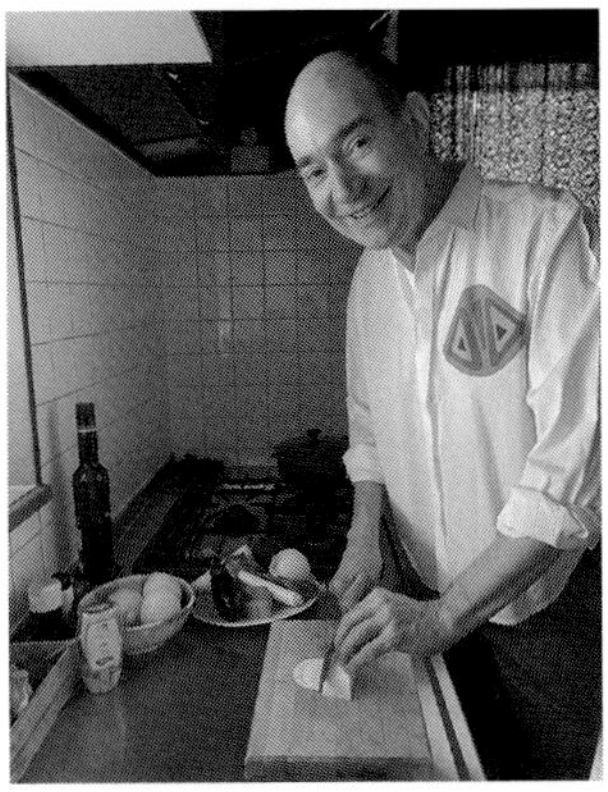

台所の音と湯気、匂いは心を落ち着かせてくれる

――キャンベルさんがすすめる本の一つに『台所のおと』（幸田文）という短編があります。

この小説は夫婦が小料理屋を切り盛りしていて、病気で伏せる夫に代わり、妻が障子一枚隔てたところで料理の下ごしらえをする。その水を出す音、葉物の傷みを取り除く音、野菜を刻む音や速度で、夫は彼女の心中を読もうとします。これはすごく普遍的です。私も風邪をひいたとき、パートナーが食事を作る音が気持ちを和らげてくれる歌のように聞こえます。

同居人の立てる音や動作の速度で気持ちを読み取ることに夫婦の愛情を感じますし、男性が女性の労働に対して払う清々しいリスペクト（敬意）が表されています。いい小説です。

台所は包丁や鍋など重くて硬い、音を跳ねさせるものでできています。木の調理器具も鉄にぶつかって、音が跳ね返る。その音と湯気と匂いが合わさって、とても心を落ち着かせてくれます。

食事があり、おなかを空かせる活動ができる幸せ

――2011年に感染性心内膜炎を患い、生死をさまよいました。食事で大切にしていることは？

料理は10代の頃から、作るのも食べてもらうのも好きです。発酵食品が大好きですし、豆腐もよく使います。おだしが基本です。だしをとるのは本当に簡単なので、冷蔵庫に入れておき、かつお節とコンブ、煮干しをミックスして使ったりします。

塩分と動物由来の脂肪分は少なくして、ミネラルや繊維、たんぱく質をとるようにしています。朝は7、8種類の旬の野菜と無調整豆乳で、スムージーを作ります。野菜がたくさんとれて、腹もちが良く、おいしいです。

ビーガン食（完全菜食）も食べます。運動をするので、チキンや豚の薄切りを入れることもあって「ちょっこりビーガン」ですが、ロウカット玄米*と合わせて食べると、急に血糖値が上下したり消化に多くのエネルギーを必要としないので、食後すぐに仕事に戻れます。

家で体に良いものを食べて適当な運動をしていれば、ときどき深酒をしても、ストレスフルな仕事があっても、なんとか乗り越えられると実感しています。

食べることとの幸せ、安堵感や満足感には、食べた目盛りを労働や活動で減らしていくことも含まれていると思います。食事があることと、健康でお腹を空かせる活動ができることは幸せです。

10年前に感染症にかかり、アリの門《と》渡《わた》り（ごく小さい通過点）のようにして生きる道に戻ってこられたので、とくにいま、人と出会ったり食事を作ったり、お風呂に入っている時間が、すごくありがたいと感じています。

＊ 水を浸透しにくくしている皮を取り除いた玄米

家庭栄養研究会

心と体と社会の健康を高める食生活への提言

『食べもの通信』は、安全な食べものと、日本の食文化に根ざした健全な食生活への願いから出発しました。あなたの疑問に答え、ともに学び、暮らし方を問い直し、考えあう雑誌です。今、地球の環境破壊が進んでいます。さらに、3.11以降は、未曽有の放射能汚染も続いています。

かけがえのない命が守られ、健康に生きることは、私たちの権利です。私たちは「心と体と社会の健康を高める食生活」を実現するために、次の5つの視点で提言しています。

1. **安全性** 子どもたちの健康と未来のため、「食」の安全に配慮しましょう。
2. **健康・栄養** 自然のリズムに沿った健康的な「食」をめざしましょう。
3. **食文化** 日本の風土に根ざしたお米を中心とする食文化を大切にしましょう。
4. **食教育** 食と「いのち」のつながりを学べる、食教育を実践しましょう。
5. **食料自給** 平和・環境を大切にし、生産者と消費者が手を結び食料自給を高めましょう。

2月の旬

タカナ

タカナ（高菜）は野沢菜、広島菜とともに「日本三大漬け菜」とよばれています。カラシナの変種で、しっかりした歯ごたえとピリッとした辛味が特徴です。

中央アジア原産で、中国を経由して日本に入り、平安時代には栽培されていました。

九州各地に、伝統野菜として受け継がれている品種があります。「阿蘇高菜」は茎が細く長く伸びます。「三池高菜」「長崎高菜」「雲仙こぶ高菜」も有名です。旬は12〜3月です。

辛味のもとは「アリルイソチオシアネート」。ファイトケミカルの一種で、抗がん・抗菌作用、血栓防止の働きがあります。

β-カロテンも豊富で、体内でビタミンAに変わり、皮膚や粘膜を丈夫にします。ビタミンB群、ビタミンC、ビタミンK、カリウムも含まれています。

漢方では利尿や痰を除く効果があり、喉の痛みを和らげるとされています。

おいしい食べ方と保存法

間引きした葉、内側の軟らかい葉は生のままサラダで。油揚げとの煮浸し、豚肉との鍋ものも美味です。

新漬け（浅漬け）は約4％の塩で、10日間ほど漬けます。しょうゆ漬けは、塩漬けしたあとに出る水を捨てて、みりん、酒、しょうゆを沸騰させて冷ました調味液に漬けます。数カ月かけて乳酸発酵させた古漬けには、独特の風味とうま味があります。

チャーハンや焼きうどんには、塩抜きした漬物を細かく刻んで用います。2週間ほど塩漬けしたあとサッと水洗いして、軸の部分を刻んでおにぎりの具にして、大きな葉で包めば、紀州の「めはりずし」風に。

保存は湿らせた新聞紙などにくるみ、ポリ袋に入れて冷蔵庫の野菜室で3日ほど。漬物は1回分ずつに小分けして密閉容器に入れ、冷凍保存できます。

表紙写真

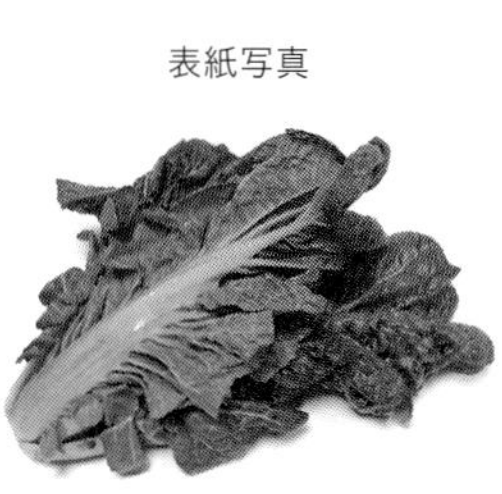

薬剤師
橋本紀代子

Profile 橋本紀代子（はしもと きよこ）：1972年から漢方を勉強し、1990年から母乳育児支援について学ぶ。現在、マッサージ治療院開業。薬局勤務（漢方相談）。保育園理事。あん摩マッサージ指圧師の資格も。著書『食べものはくすり』『野菜の力』（ともに本の泉社）。

飾った多彩な各界のみなさま

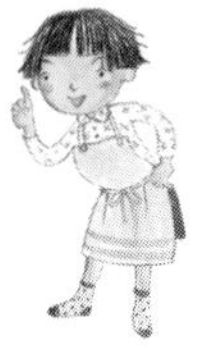

家庭栄養研究会編集委員会

のべ439人のお名前を掲載します。各界で活躍するみなさまのご協力・ご支援に心から感謝申しあげます。

（敬称略）

さかなクン
高橋彦芳
滝いく子
近藤康男
正木健雄
斎藤貴男
永山久夫

'04
尾木直樹
池田香代子
三浦 卓
黒田洋一郎
星 寛治
アグネス・チャン
朽木 新
渡辺えり
龍村 仁
白石ユリ子
米原万里
荻野アンナ

'05
きくちゆみ
伊藤多喜雄
廣瀬喜久子
佐々木敏
松沢哲郎
永島敏行
谷川真理
高木敏子
宗次郎
三木睦子
西野瑠美子
福岡伸一

'06
大原穣子
丸山光代
小川邦美子
村田光範
小泉和子
斉藤とも子
澤地久枝
いわむらかずお
福田 護
はらたいら
大森正司
竹本駒之助

'07
加藤登紀子
香山リカ
杉本恵子
大地康雄
和田はつ子
森 千里
志茂田景樹
伊藤 真
越川禮子
小林秀一
俵 萠子
西尾 漠

'08
池辺晋一郎
立川談之助
宮崎和加子
鈴木宣弘
石黒昌孝
田久保晴孝
渡部又兵衛
永井 愛
後藤三枝子
中島和子
雨宮処凛
藤野健正

'09
立川らく朝
宮本智恵子
石井和子
鳥谷部拓彰
合瀬宏毅
江指隆年
イルカ
森尻純夫
増山ゆかり
内坂芳美
小林綾子
佐高 信

'10
原田泰治
永井伸一
山田まりや
江尻京子
小森陽一
江戸家猫八
境野健兒
大石芳野
細谷亮太
田中優子
大桃美代子
先﨑千尋

'11
渡辺 徹
キム・ヨンジャ
坂口正明
堀口健治
鎌田 實
大沢悠里
山口昌伴
安斎育郎
赤松良子
菅谷 昭
田中 優
島田圭一郎

'12
清水修二
枝元なほみ
落合恵子
左古かず子
窪島誠一郎
瀧口知子
樋口健二
荻原博子
古屋和雄
室井佑月
宮脇 昭
佐々木十美

'13
東ちづる
水野玲子
ＵＡ
杉浦太陽
渋谷正信
秋山豊寛
竹信三恵子
神田香織
安田美絵
堤 未果
河名秀郎
松本侑子

'14
王 瑞雲
広里貴子
秋吉久美子
松丸 奨
エリカ・アンギャル
中江有里
中村征夫
浜 矩子
アーサー・ビナード
岡野眞治
阿部 彩
平野レミ

'15
丘みつ子
あん・まくどなるど
松本春野
白木朋子
川上麻衣子
国分佐智子
池田恵理子
黒坂黒太郎
羽田澄子
市原悦子
鈴木明子
野崎洋光

'16
前田典子
中村桂子
今井絵理子
鳥越俊太郎
金杉美和
古謝美佐子
稲川淳二
横湯園子
田部井淳子
小川 勝
永山久夫
浜 美枝

'17
清水信子
山下泰子
白石 草
一青窈
樋口陽一
鎌仲ひとみ
DJみそしるとMCごはん
安田菜津紀
杉本 彩
三上亜希子
近藤博子
渡辺一枝

'18
紺野美沙子
野田淳子
松本 猛
奥山佳恵
松元ヒロ
平田オリザ
野井真吾
米田佐代子
麻木久仁子
ダイアモンド✡ユカイ
滝沢沙織
和田明日香

'19
山極壽一
市毛良枝
青木 理
細野恵美
谷口真由美
関根佳恵
森山まり子
うじきつよし
りゅうちぇる
島村菜津
安田節子
はるな愛

'20
村田吉弘
前川喜平
小島あずさ
押切もえ
木村-黒田純子
鎌田 實
小川 糸
海老名香葉子
奥本大三郎
土井善晴
北澤 豪
山本太郎

'21
林家木久扇
ロバート キャンベル

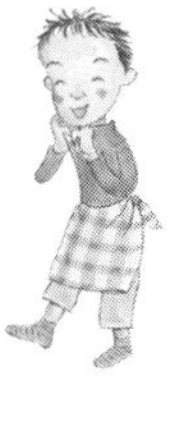

600号記念 インタビュー総勢439人 巻頭を

本誌はおかげでさまで600号を迎えることができました。

これを記念して、1984年10月号からスタートした「巻頭インタビュー」を飾ってくださった、

’84
- 住井すゑ
- 寿岳章子
- 鈴木光枝

’85
- 櫛田ふき
- 正木健雄
- 大村しげ
- 河野 泉
- 鈴木雅子
- 和田典子
- 竹井二三子
- 矢口光子
- 若月俊一
- 丸山博・光代
- 来栖琴子
- 松田解子

’86
- 沢村貞子
- 宮川ひろ
- 立松隆子
- 宮村光重
- 三上 満
- 菅原道彦
- 田島征三
- 中林貞男
- 椋 鳩十
- 金城次郎
- 重富健一
- 奥 登

’87
- 丸岡秀子
- 上條恒彦
- 遠藤悟朗
- 吉田 勉
- 神山恵三
- 丸橋 賢
- 下垣内博
- 今井通子
- 竹熊宣孝
- 梁瀬義亮
- 藤原邦達
- 加古里子

’88
- 村上昭子
- 石田房枝
- 丸木正臣
- 安斎育郎
- 米田佐代子
- 藤田千枝
- 宮﨑 駿
- 山家和子
- 古守豊甫
- 宮本智恵子
- 前田セツ
- 高瀬 斉

’89
- 江指隆年
- 池上保子
- 淡谷のり子
- 成井恒雄
- 小林節夫
- 望月継治
- 菅原明子
- 増井光子
- 川尻泰司
- 泉谷希光
- いわままり
- 中坊公平
- 米沢富美子

’90
- 雨宮正子
- 北村真一
- 増田れい子
- 松延正之
- 金子美登
- 江尻全機
- 住井すゑ
- 木津川計
- 矢口高雄
- 三田忠俊
- 石田一宏

’91
- 富山和子
- 小林カツ代
- 石子 順
- 斉藤茂男
- 田部井淳子
- 岡本 勇
- 丸岡玲子
- 肥田舜太郎
- 一番ヶ瀬康子
- 岡崎好秀
- 佐々木愛
- 石塚克彦

’92
- 小林修平
- 深谷志成
- 真弓定夫
- 渡辺一枝
- 河野友美
- 湯川れい子
- 木村晋介
- 藤本義一
- はしだのりひこ
- 小池五郎
- 沖藤典子
- 四手井綱英

’93
- 浜 美枝
- 海野りつ子
- 阿部なを
- 斉藤敏之
- 鳥山敏子
- 梶原政子
- 牧 柾名
- 小山内美江子
- 山田哲男
- 梅原麦子
- 横田千之
- 増尾 清

’94
- 黒坂正文
- 江指隆年
- 森島 賢
- 中村壽美子
- 今成知美
- 大嶋茂男
- 岸 ユキ
- 小出五郎
- 日色ともゑ
- 王 瑞雲
- 高橋マス子
- 藤本玲子
- 阿部昭一

’95
- 加藤 剛
- 神山美智子
- 冨永弘久
- 合田美恵子
- 柳 宗民
- 鈴木正成
- 片平洌彦
- 増田明美
- 海老名香葉子
- 久松育子
- 林のり子
- 中島紀一
- 椎名麻紗枝

’96
- 竹下景子
- 清水鳩子
- 秋山豊寛
- 宝井琴梅
- 黒田あゆみ
- 白籏史朗
- 千葉友幸
- 柳生 博
- 坂崎利一
- 落合恵子
- 山根基世
- 吉沢久子

’97
- 中村梅雀
- 永 六輔
- 桐山修八
- 石川 哲
- 河井智康
- 松本由理子
- 西山登志雄
- 梅原司平
- 田中義剛
- 家森幸男
- 龍﨑英子
- 中田喜直

’98
- 立川志の輔
- 羽田澄子
- 長崎福三
- 中村梧郎
- 秋葉英則
- 白石好孝
- 清水國明
- ジェームス三木
- ジョニー・ハイマス
- 岡本信人
- 昇 幹夫
- 国井雅比古

’99
- イーデス・ハンソン
- 大井 玄
- 朴 慶南
- 野末悦子
- 大田 堯
- 泉 邦彦
- 保田行雄
- 木村康子
- 森まゆみ
- 田口正己
- 横井久美子
- 遠藤郁子

’00
- 山田洋次
- 立松和平
- 高野悦子
- 長崎宏子
- 岸本聡子
- 河島英五
- 田沼武能
- 汐見稔幸
- 下重暁子
- みなみらんぼう
- 東由美子

’01
- 小泉武夫
- 藤田紘一郎
- 清水信子
- 井口泰泉
- 野中ともよ
- 山崎洋子
- 加賀美幸子
- 平良とみ
- 谷田貝光克
- 帯津良一
- 島村菜津
- 井上ひさし

’02
- 吉永みち子
- 坂本元子
- 山村レイコ
- 五十嵐めぐみ
- 山本敏晴
- 山内一也
- 竹内冨貴子
- 早乙女勝元
- 宝井琴桜
- オヨネーズ
- 赤星たみこ
- 大谷昭宏

’03
- 桜井洋子
- グンター・パウリ
- 速水けんたろう
- クレイグ・キールバーガー
- 吉村宗夫

岩手・釜津田
2月の山里だより

三上亜希子

熱々の熊汁を囲む

冬の仕事のひとつに山仕事がありま す。ここでいう山仕事は林業、つまり造林地での間伐仕事。林の余分な木を切り倒します。木の生育上、冬が伐倒には適期とされており、シイタケ栽培用に使うほだ木用材の切り出しも大事な冬仕事です。

北国の冬の山仕事。初めて見たときには「この寒いなかで…」と驚いたものですが、いまではすっかり一年のサイクルのひとつとなり、白い息を吐き吐き、雪山へ出かける家族や仕事仲間たちを送り出す手も軽いものです。

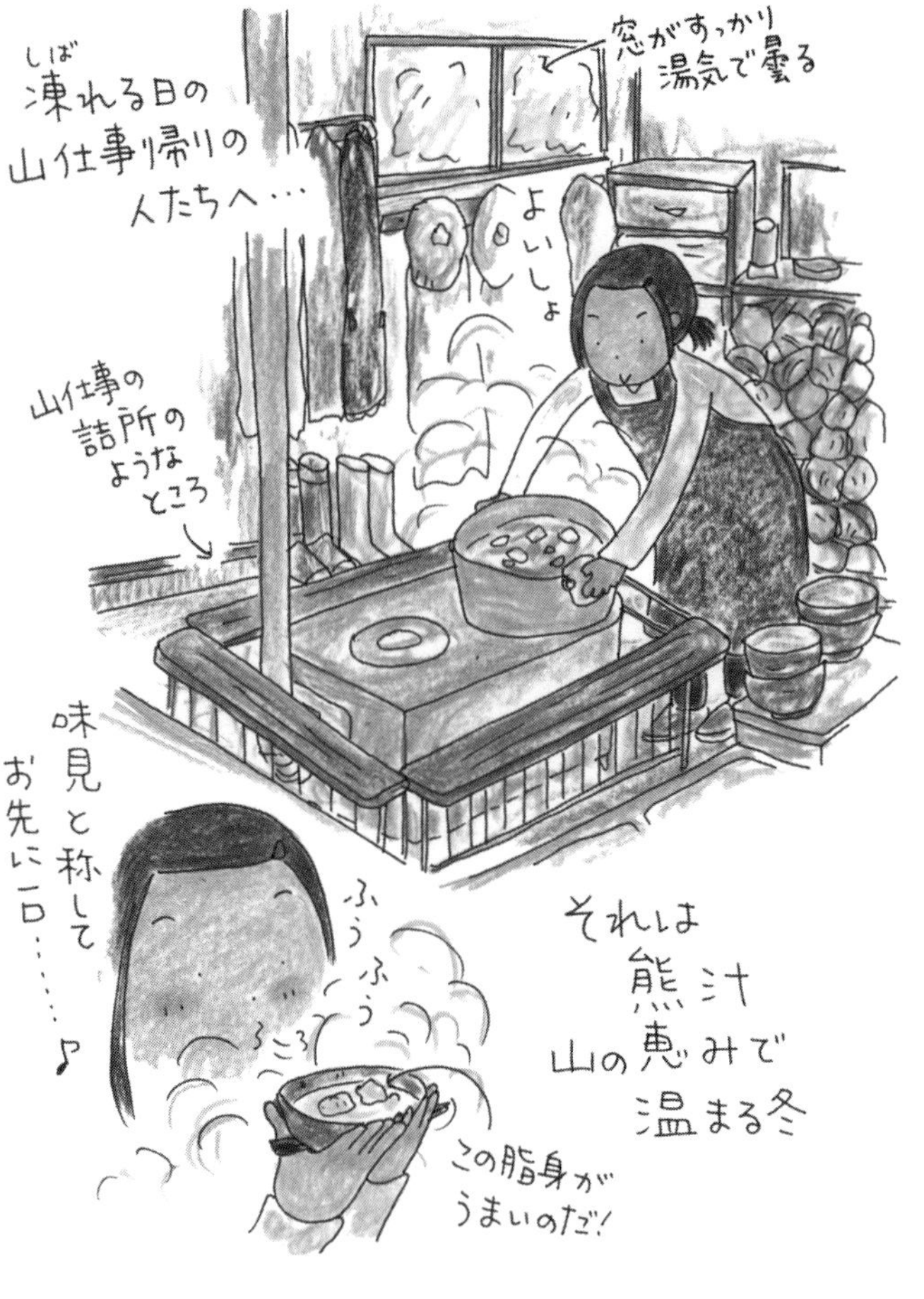

とはいえ、うんと冷えた日、とくに冷たい風が吹くような日には、仕事のあとに何か温かなものがあったらいいかと、ふと思います。家庭料理でいえばシチュー、サラリーマンなら屋台のおでん、漁師町なら鮭汁で、こちらとなれば熊汁、かな。

大根、ニンジン、ゴボウをゴロゴロ。野菜と肉のあくを、丁寧にすくいます。しょうゆ味をベースに、ニンニクとみそでコクを出すイメージ。

熊肉は脂がとくに好まれて、「なんともいえない甘味」がみんなの心を惹きつけます。こちらでも手に入りにくい貴重な肉ですが、食用の肉としてなじみがあります。山から下りてきた人たちにお椀いっぱい差し出すと、たいへん喜ばれます。

冬の寒さと空腹が、熊汁のおいしさを引き立てます。けれど、それ以上に熊汁の味わいは、クマをはぐくむ山の豊かさの表れです。自然にはぐくまれた山の恵みの集大成、そんなふうに感じます。

人が集まりにくい今ですが、気心の知れた仲間とワイワイと、そんな熊汁を囲む時を大切に思います。

Profile 三上亜希子(みかみ あきこ):埼玉県生まれ。学生時代に訪れた岩手の自然と暮らしに惹かれ岩手へ移住。学芸員補助を経て農家の嫁に。ブログ「農家の嫁の事件簿+」で暮らしを紹介中。著書『農家の嫁の事件簿・こちら北国、山の中』『農家の嫁の事件簿・描き下ろし』(いずれも小学館)。

特集①

薬だけに頼らず

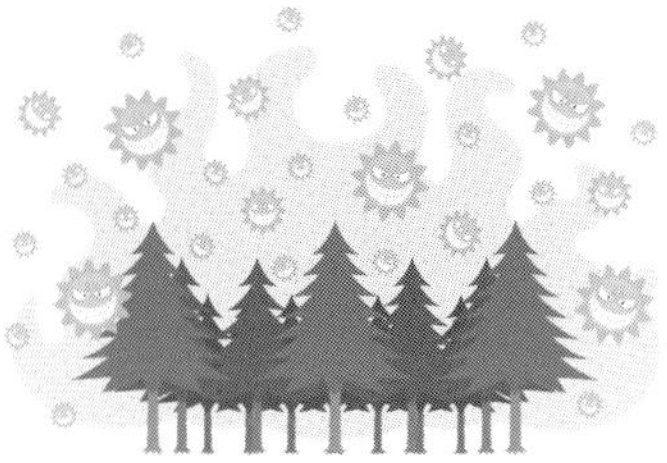

花粉症シーズンを乗り切る！

家庭でできる手当、食事、掃除のテクニック

毎年多くの人が悩まされる花粉症。
子どもや乳児にも増えています。
ハウスダストに花粉や有害化学物質が付着、濃縮することで
症状がさらに悪化することがわかってきました。
花粉の特徴を知って生活を変えることで、
症状を軽くし、薬を減らすこともできます。
掃除機をかけるなら夕方、水拭きはNGなど
専門家がすすめる、快適に過ごすための手当法や掃除、
食事のポイントを紹介します。

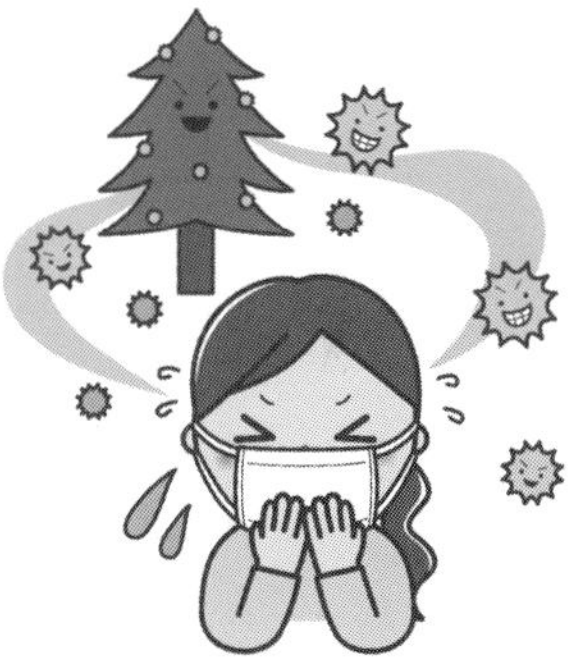

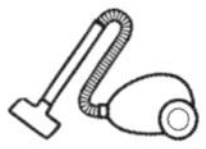

掃除機をかける時間帯で夜の眠りが違う！

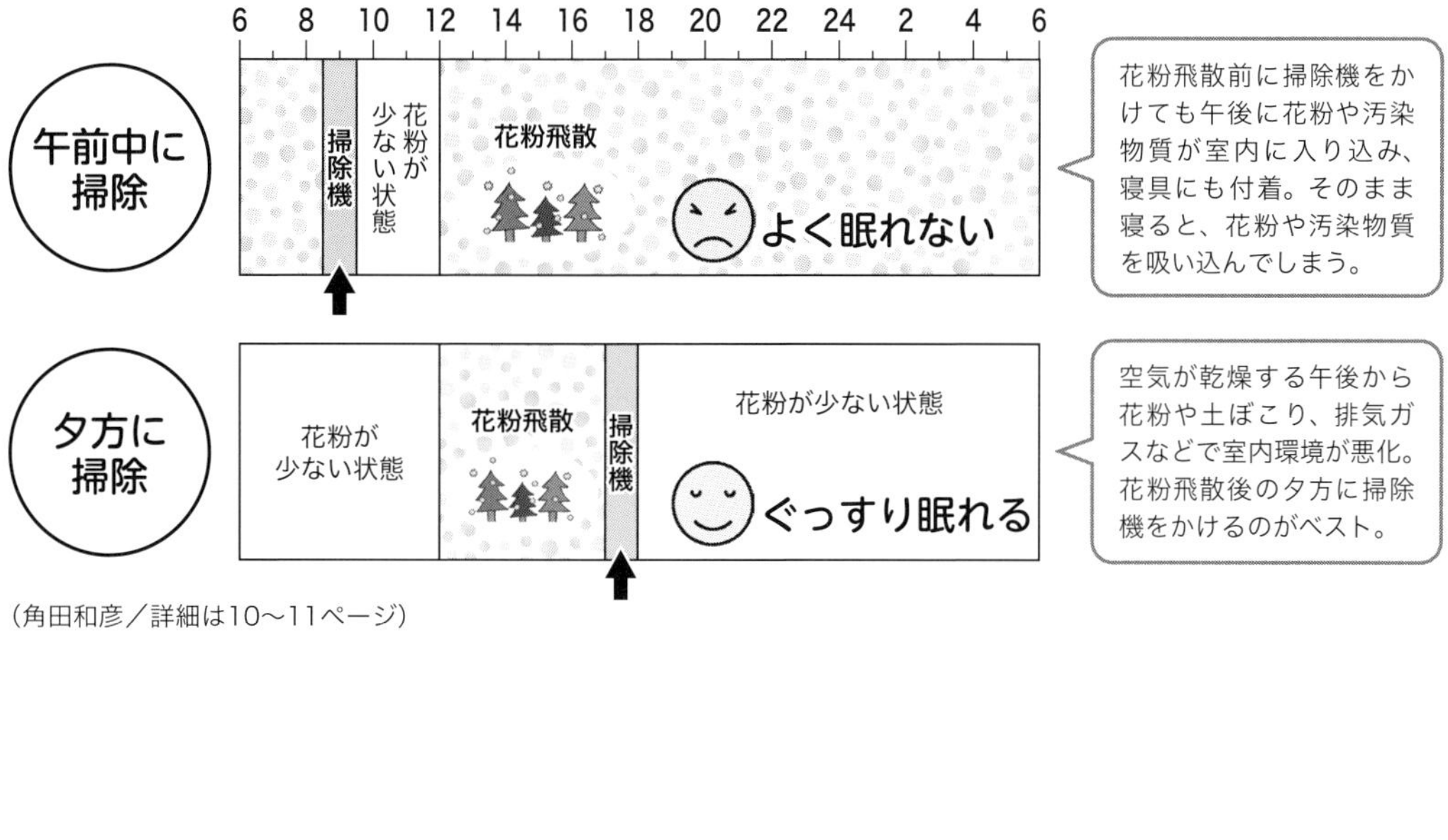

（角田和彦／詳細は10〜11ページ）

担当：藤木友香、松永眞理子

花粉を持ち込まない・吸い込まない 効果的な掃除法

かくたこども&アレルギークリニック　院長　角田和彦

花粉症を起こすのは 花粉を吸着した化学物質

生命が生き延びるためには、他の生物がもつ毒（獲物の捕獲や防御に必要）から身を守る防衛策が必要でした。この能力は進化し、哺乳類はアレルギーという「進化の最高峰の免疫」を獲得しました。これは微量の毒物を検出し、体への侵入を阻止する仕組みです。

アレルギー反応はごく短時間で発症し、「これは危ないよ」という警告を生物に与えます。現在では人工の化学物質が環境中に多量に排出され、アレルギーの引き金となっています。

スギ花粉は大気中の化学汚染物質を吸着して落ちてきます。大気汚染が軽い地域では、アレルギーを起こしにくいことが疫学調査でわかっています。

イネ科やキク科の花粉は、道路沿いでは排気ガスで、田畑の周囲に生えている場合は農薬汚染のためにアレルギーを起こします。

花粉は家の玄関や窓、床や棚の上などに存在しています。そのため床の上で長時間過ごす赤ちゃんのスギ花粉症が増えています。

花粉症の対策は、表❶のように花粉の飛び方を知ることが、まず大切です。

表❶ 花粉の飛び方を知る

○花粉が多く飛ぶ時間・天候：昼、空気が乾燥し風が出てくるころ。天気の良い昼前から夕方。とくに雨や雪が降った翌日は要注意。

○花粉が多い場所：コンクリートやアスファルト上は朝でも乾燥しているため、前日飛んだ花粉が風で舞い上がり、夕方地上に降りてきます。

○花粉が少ない天候・場所：湿度が高い雨・雪の日や、朝露の降りる早朝は飛ばない。草原や川、海など朝に水分が多い場所では、朝露が消えても舞い上がらない。

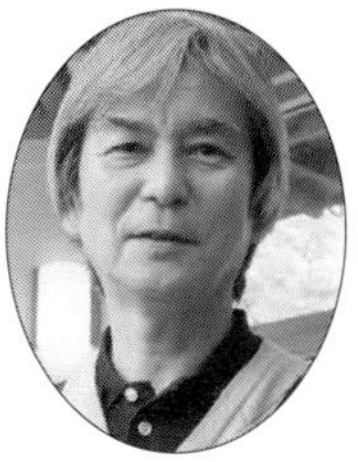

花粉を室内に持ち込まない工夫

花粉の対策は、新型コロナウイルスの対策とほぼ同じです。

Profile

角田和彦（かくた　かずひこ）：アレルギー専門医。生活環境と病気、生活環境と子どもの成長・発達をテーマに、化学物質過敏症、アレルギー、アトピー関連の治療を実施。アレルギー、アナフィラキシー、シックハウス症候群、化学物質過敏症に関する論文や書籍は多数。

花粉などの汚染物質を寝室に持ちこまない

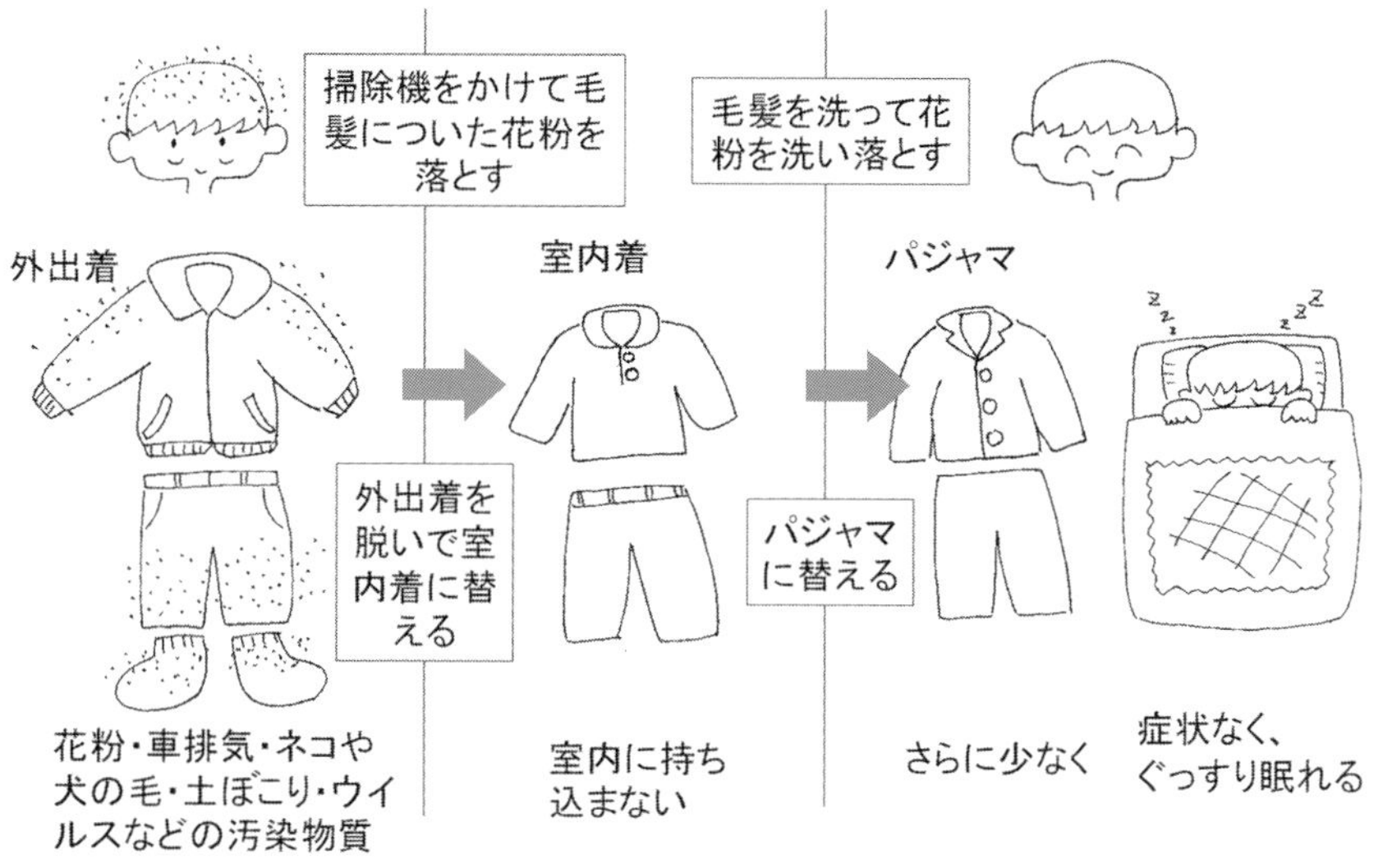

掃除機はハンディタイプか、吸口部に専用ブラシを付けると便利です

①外出時はマスクを

不織布マスクがベスト。布やポリウレタン製は花粉を通します。ポリウレタンは、猛毒のイソシアネートをごく微量ですが発生させます。マスクのように肌に密着して使用すると、粘膜を障害してアレルギーを悪化させることがあるので注意が必要です。目の症状がひどいときは、花粉用メガネを。

②花粉を家に持ち込まない

玄関近くで室内着に着替えます。手・顔を洗い、髪には軽く掃除機をかけてもよいでしょう。

③洗濯物は外に干さない

花粉の飛ぶ時間には、室内干しか乾燥機がおすすめ。外に干した場合は、花粉が飛び始める前に取り入れ、掃除機がけを。

掃除機は夕方にかける
拭き掃除・吸着モップは不可

室内の花粉は掃除機で吸い取ります。床に花粉が落ちていると、寝たとたんに花粉を吸い込み、体に付けてしまいます。

時間は夕方が効果的。床の花粉を巻き上げないよう、排気は掃除し終わったほうに向けます。

掃除機がけ後の仕上げ拭きは不要です。掃除機をきちんとかければ花粉は取り除けます。

濡れふきんで拭くと花粉中のたんぱく質が床に広がり、触れると肌荒れなどの原因に。乾《から》拭きも花粉を舞い上げるので避けてください。

フローリングモップは合成界面活性剤不使用のものを。床に残った合成界面活性剤に触ると、皮膚のバリア機能が損傷されるためです。

寝具を敷くのは夕方、床に掃除機をかけてから。寝具は朝に掃除機をかけ、花粉を避けて保管します。寝る場所の床と寝具の花粉が減ると、夜間の症状が軽くなります。髪の毛は毎日洗います。

花粉は一年中
室内のホコリの中にある

花粉はホコリに紛れ込み、一年中室内に存在します。とくに秋の衣替えは要注意。しまってあった衣類・寝具類は使う前に洗い、洗えないものは掃除機をかけてから使うようにします。

◆換気設備…花粉フィルター付きのものが最良。空気清浄器は空中の花粉には効果がありますが、床の上に落ちたものには効きません。
◆掃除機…紙パック式で、高性能フィルター付きで排気のきれいな機種がおすすめ。ごみ捨ては外でおこない、体に花粉が付かないように注意を。

家庭でできる花粉症対策

鼻内・腸内・室内 三つの内環境を整えることがポイント

きたにし耳鼻咽喉科院長 北西 剛

日本人の4人に1人――これは花粉症に悩む人の数です。

今回は治療の現状とともに家庭でできる対策をご紹介します。

医療機関での治療は対症療法が中心

現在、病院でおこなわれている治療には次のような方法があります。

①薬物療法

最近の薬は効果が上がり、かつ、眠気や口の乾きといった副作用の少ないものが増えています。

また、鼻づまりが強い場合には点鼻薬もあります。

②レーザー治療、手術

鼻粘膜にレーザーを照射することで、粘膜が収縮し、鼻づまりや鼻水の改善が期待できます（日帰り治療）。また、神経切断術（入院治療）などもあります。

③舌下《ぜっか》免疫治療

現時点で、健康保険適応の、唯一の根本的な花粉症治療です（スギ花粉のみ）。抗原から作った薬を数年間とり続けて体を慣らし、症状を抑制します。

家庭でもできる改善法

花粉症の改善には、「3内環境」を整えることが重要です。それは鼻内環境・腸内環境・室内環境です（図❶）。

1 鼻内環境の改善

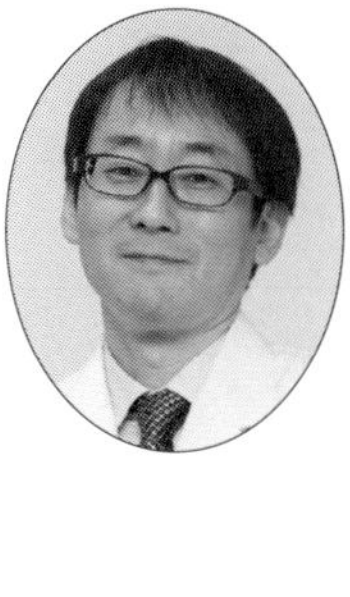

鼻うがいのすすめ 口呼吸から鼻呼吸に

鼻はいろいろな異物が侵入してくる場所です。最近では鼻うがいの研究論文も増え、感染症対策にも有効だと期待されています。

《鼻うがいの方法》

ポイント1

生理食塩水を使います。塩分濃度は体液の塩分濃度（およそ0・9％）に近くして。ぬるま湯がよい。

ポイント2

強く水を入れ過ぎないことです。

（1）洗面所で少し顔を突き出す。

Profile

北西　剛（きたにしつよし）：医学博士。日本アーユルヴェーダ学会理事長。西洋医学に加え、代替医療、伝統医学などを取り入れて、ホリスティックな診療をおこなっている。近著に『慢性副鼻腔炎を自分で治す』（マキノ出版）

図❶ 花粉症対策は3内環境を整えることが大切

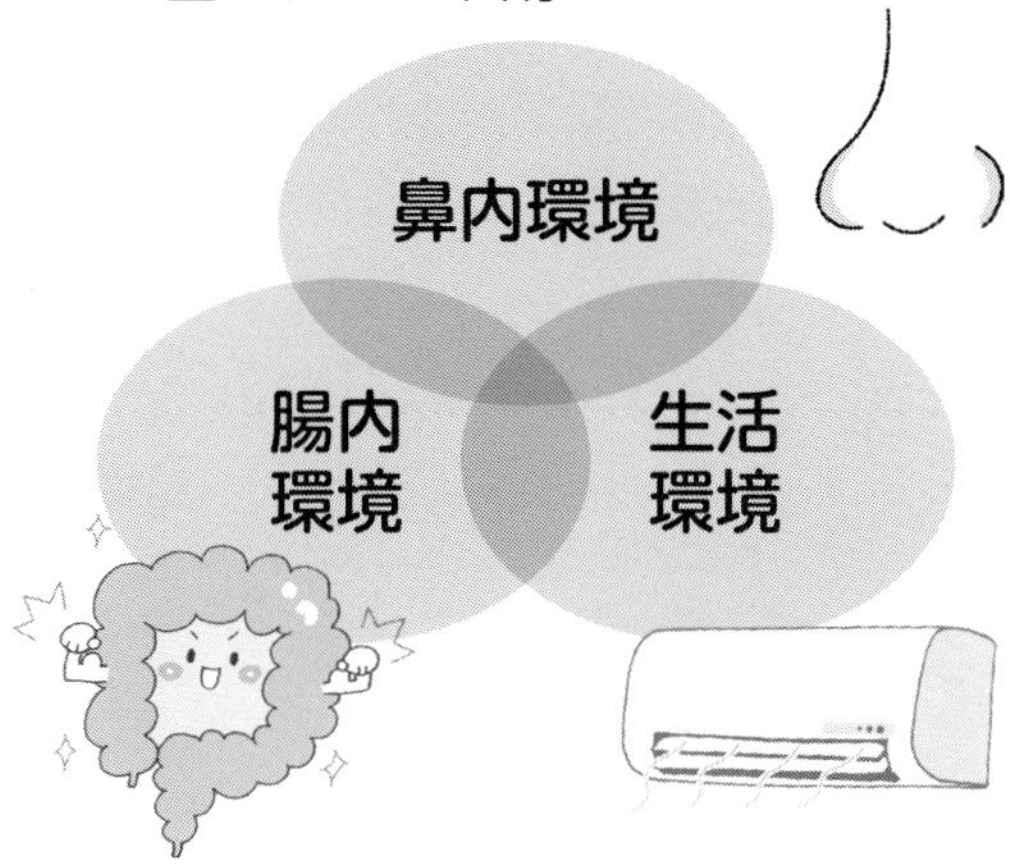

表❶ 口呼吸によるデメリット

- 顔や体の歪み
- 風邪
- 学習能力の低下
- 消化能力低下による気管支炎、副鼻腔炎、扁桃炎、上咽頭炎《じょういんとうえん》、胃炎、便秘、下痢など
- 交感神経系興奮によるストレス、うつ様症状、慢性疲労
- 各種アレルギー
- 上記に伴う睡眠時無呼吸症候群、高血圧、皮膚疾患など

（2）ゆっくりと片方の鼻に食塩水を流し込む。

（3）もう片方の鼻もしくは口から自然に鼻水が出てくるのを待つ。

これで十分に鼻内を洗い流せます。

《口呼吸を鼻呼吸にする方法》

口呼吸も各種アレルギーの一因となるため、「鼻呼吸」に変える必要があります（表❶参照）。哺乳類で口呼吸するのはヒトだけです。

口呼吸の直し方はただ一つ。しっかりとよく噛んで食べ、口や舌の筋肉を使うことです。

テレビやスマホを見ながら食事をしたり、軟らかいスイーツばかり食べるといった現代の食環境が口周りの筋肉を衰えさせ、口呼吸の習慣を生み出しています。口元、舌をしっかり使えば、自然と口がしまり、鼻呼吸に変わっていくでしょう。

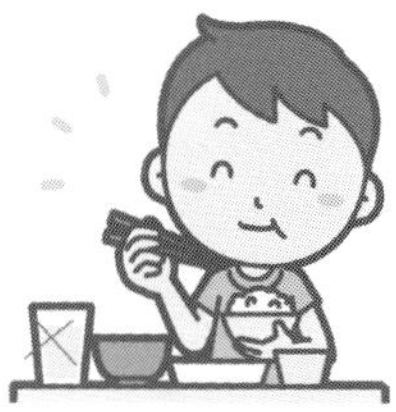

2 腸内環境の改善

加工食品、リノール酸を避け発酵食品で腸内細菌を元気に

腸には免疫細胞の7割ほどが集まっているといわれ、食生活を含めた腸内環境がアレルギーと深く関わっていることは疑う余地がありません。

腸内環境では、多様な種類の腸内細菌がたくさんいることが大切です。腸内細菌が元気になる食事法を紹介します。

◆できるだけ避けたいもの

なるべく加工食品を避けましょう。加工食品には、白砂糖、化学調味料・添加物、防腐剤を含むものが多くなります。

また、油の選び方も重要です。油は細胞を作るもとになります。リノール酸が多いベニバナ油やコーン油などに含まれるオメガ6系脂肪酸は、細胞の膜を固くして、細胞機能を低下させ、炎症が起きやすくなります。また、トランス脂肪酸が多いマーガリンやショートニングも極力避けたい油です。

そのほか肉類は、腸内の悪玉菌を増やしやすいので、控えめに。

◆できるだけとりたいもの

積極的にとりたい食品は、細胞膜の働きを改善するオメガ3系脂肪酸の油です(アマニ油、エゴマ油など)。ただし熱に弱いので、生のまま野菜にかけるほうがいいでしょう。

腸環境改善には、腸内細菌が喜ぶものをとることです。とくに発酵食品、水溶性食物繊維、オリゴ糖です。

腸内環境を改善する食品例

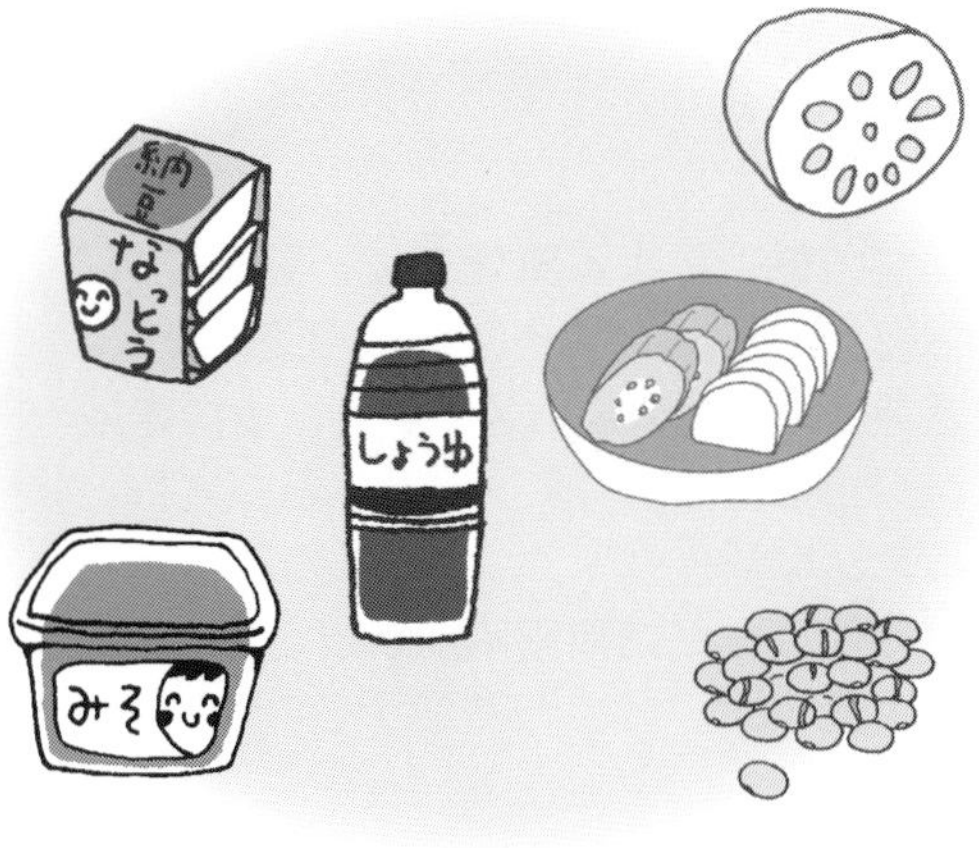

本来、日本食は発酵食品の宝庫です。みそ、しょうゆ、麹、漬物、納豆などは、善玉菌を増やす働きがある、もっとも良い食材です。こんにゃく、豆類、ゴボウ、レンコンなども加え、あっさりした和食にするのがベストです。

食品の種類だけでなく、次の点も重要です。

○食生活のリズムを見直す
○よい姿勢で食べる
○よく噛んで食べる
○目の前の食卓に並んだ食材に感謝する

これらはすべて、すばらしい花粉症対策となるでしょう。

3 室内環境の改善

クリーンな暖房、換気、モノを減らして

「室内大気汚染」が注目されています。主に、灯油やバイオマス燃料のストーブによる汚染を指しますが、アレルギーにとっても室内環境の改善が大切です。

最近の住宅は機密性が上がり、室内温度調節は簡単になりました。一方で、換気という点では、デメリットもあります。フローリングやしっかりした外壁に囲まれた部屋では、自然の風が通りにくく、アレルギー物質がたまりやすい環境にあります。

さらに電気機器は、静電気によってホコリをため込むため、室内環境をさらに悪化させてしまいます。

ホコリをためないように、換気と整理整頓が大切です。

最後にひとつ。お部屋も体と同じでデトックスがおススメです。不要なものを安易に買わない。要らなくなったものは、感謝して処分する。それだけでもかなりのデトックスになるでしょう。

今回ご紹介した内容は、一年を通して実践していただけることばかりです。ぜひ生活習慣として取り入れてみてください。

特集②

待ったなし!

食品ロス削減

「飢餓ゼロ」の世界をめざして

国連の持続可能な開発目標（SDGs《エスディージーズ》）で
指摘されているのが食品ロス問題です。
いま世界で約7億人以上、11人に1人が飢えに苦しむ一方で
世界中で食料の1/3が捨てられているという現状があります。
日本でも年間612万トンもの膨大な食品ロスが発生しています。
そこで、国連の食料支援機関ＷＦＰによる世界の飢餓状況の報告、
世界各国で広がる食品ロス削減の取り組みと日本の現状、
さらに家庭でのロス削減の実践法を提案します。

日本の食品ロスの内訳

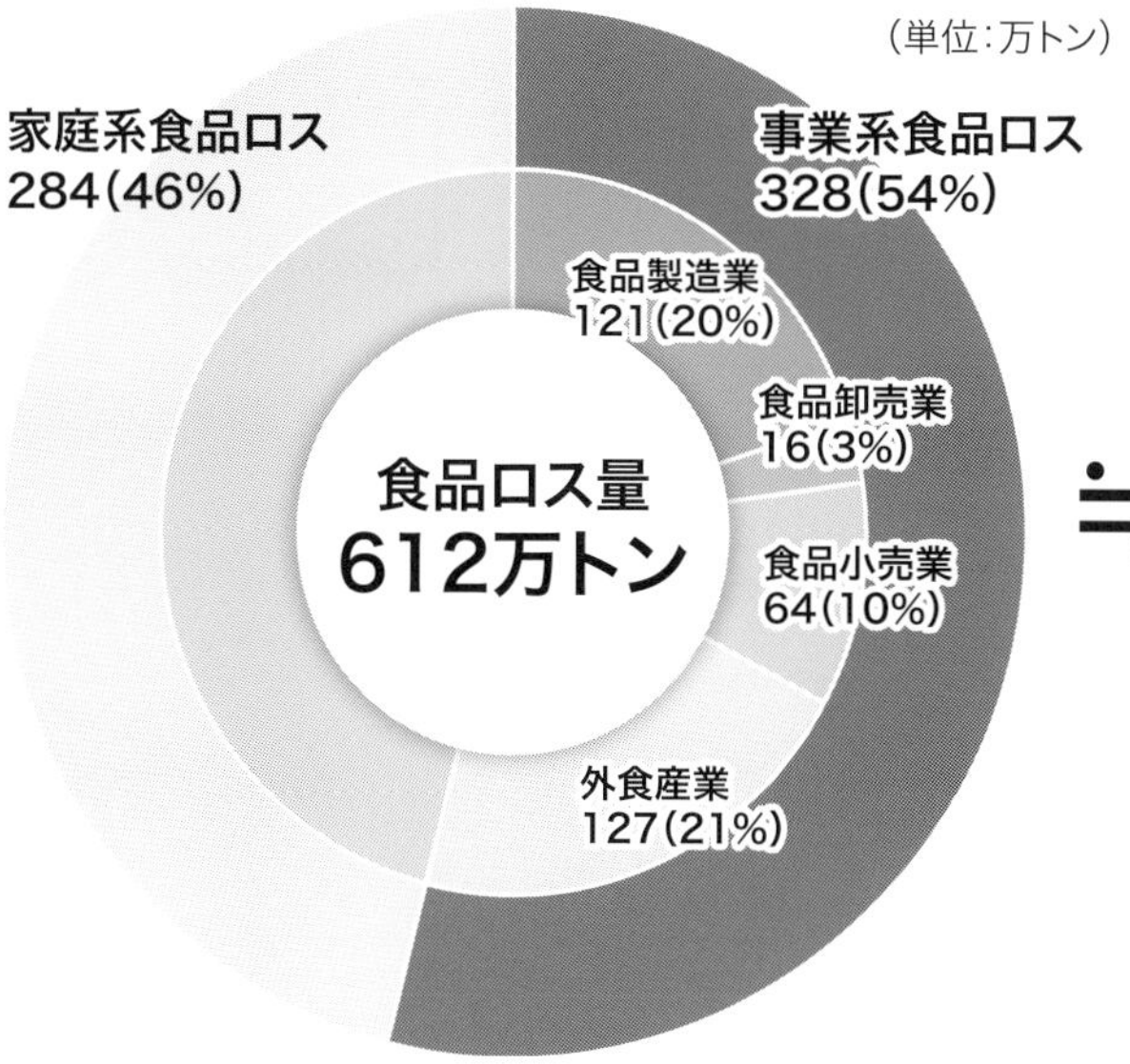

≒

国民1人当たり食品ロス量

1日 約132g

※茶碗約1膳のご飯の量に相当

年間 約48kg

※年間1人当たりの米の消費量（約54kg）に相当

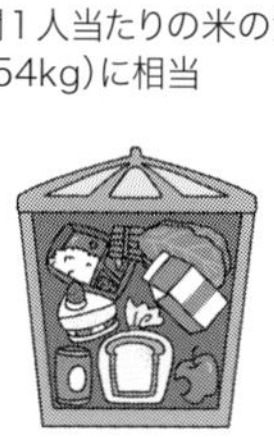

資料：総務省人口推計（2017年10月1日）
2017年度食料需給表（確定値）

担当：小倉正行

コロナ禍で世界の飢餓が拡大 急がれる食品ロスの見直し

ＷＦＰ国連世界食糧計画日本事務所

ＳＤＧｓ実現のために 世界全体が取り組む

いま、世界では持続可能な開発目標（ＳＤＧｓ）に向けてさまざまな取り組みがおこなわれています。ＳＤＧｓでは、２０１５年に国連サミットで採択された17の目標を掲げ「地球上の誰ひとりとして取り残さない」と誓っています。飢餓・貧困の問題のみならず、経済、地球環境などの目標が示され、世界中で取り組まれています。

その２番目の目標は、「飢餓を終わらせ、食料安全保障および栄養改善を実現し、持続可能な農業を促進する」となっています。

「食品ロス」大国日本 ＷＦＰ支援量の１・５倍

世界の食料事情をみると、飢餓や食料不安を抱えている地域・国は、図❶のように、19年現在、６億９０００万人、世界人口の11人に１人が飢えに苦しんでいます。一方、世界では生産された食べものが廃棄されています。日本も「食品ロス」大国の一つです。

「食品ロス」とは、本来食べられるのに捨てられてしまう食品のことで、日本人１人当たり、年間約48kg、毎日お茶碗１杯分のご飯を捨てていることになります。言い換えると、ＷＦＰ（コラム参照）が年間で支援する１・５倍以上もの量の食品が、日本で廃棄されているのです。

そのため、ＷＦＰではさまざまなイベントやキャンペーンを実施し、昨年10月までは食品ロス削減の取り組みが寄付となって、途上国の給食支援に役立てられるＳＮＳキャンペーンなども実施してきました。

新型コロナ感染で飢餓拡大 いっそうの支援が急務

２０１９年に、世界で急性食料不安＊を抱える人は１億４９００万人でした。さらに今回の新型コロナウイルスの感染拡大によって、各国で社会経済状況の落ち込み、海外送金の減少、国境閉鎖などを原因とする

図❶ 飢餓や食料不安がある国・地域（約7億人）

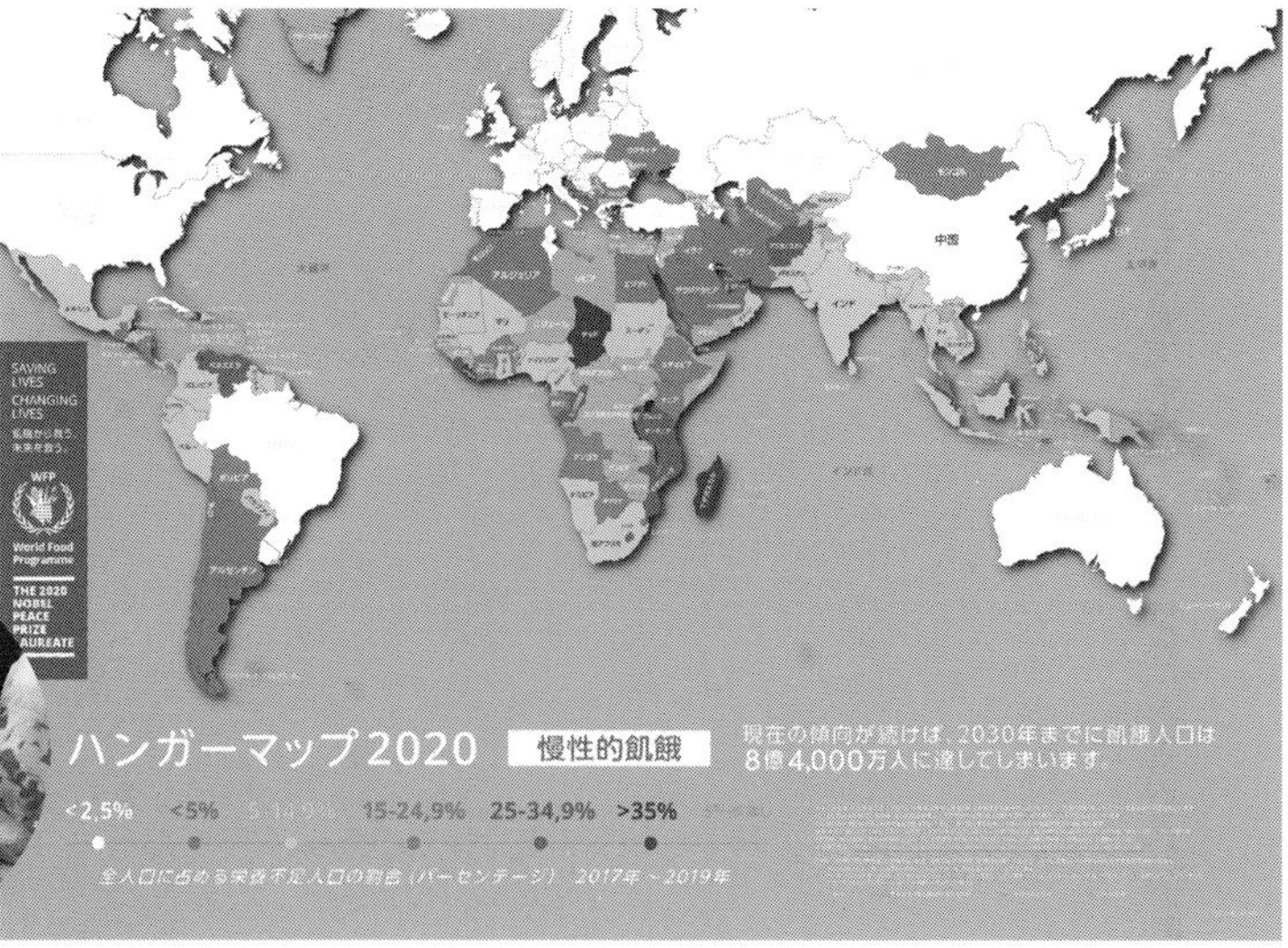

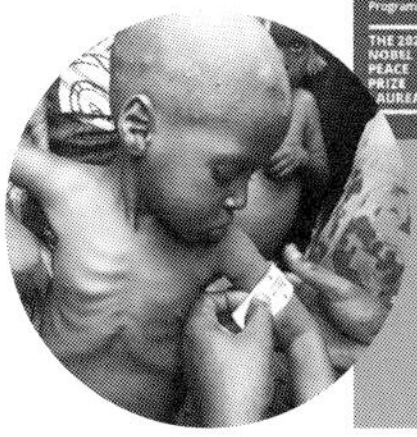

©WFP/Jacques David

出典：WFPのホームページ・ハンガーマップ2020

フードシステムの混乱のために、世界の食料安全保障はいっそう悪化し続けています。

このまま、なにもしなければ、急性食料不安を抱える人々の人数は約80%増加し、2億7000万人になると予測されています。これは、国連WFP事務局長が発言しているとおり、「飢餓パンデミック」になる恐れがあります。現在、ラテンアメリカでは急性食料不安に直面している人々が269%も増加し、西・中央アフリカでも135%急増しています。

食料支援は新型コロナと闘う底力となります。食料支援がなければ、不安や抗議行動が広がり、移民の増加、紛争の深刻化、そしてそれまで飢餓から免れていた人々の間に栄養不良が蔓延する可能性があります。

WFPは世界中の飢餓の最前線で活動し、「急性」の飢餓ニーズへの対応にも力を入れており、これまで支援対象としていなかった都市部の人々などへ現金や電子マネー、モバイルマネーによる支援を拡大しています。

また、学校給食の代わりとなる持ち帰り食料を配布して、生徒たちに必要な栄養を届けるとともに、食料支援プラットフォームを活用して、新型コロナウイルスの予防メッセージを広めるなど、各国政府や地域機関と連携し、支援を進めています。

ぜひ日本のみなさまにも、WFPのイベントやキャンペーンなどに参加して、飢餓問題や食品ロスへの理解を深めて、ご支援をいただければと思います。

コラム

国連世界食糧計画（WFP）とは

飢餓のない世界をめざして活動する国連の食料支援機関として1961年に創設。紛争や自然災害などの緊急時に食料支援を届けるとともに、途上国の地域社会と協力して、栄養状態の改善と強い社会づくりに取り組む。2019年は88の国と地域で約1億人に、緊急支援物資の提供や栄養状態の改善の取り組みなどをおこなった。

飢餓との闘いに努め、飢餓が紛争の武器に使われるのを防止するなど平和構築に貢献。さらに新型コロナウイルス感染拡大のなかでの活動努力などが認められ、2020年ノーベル平和賞を受賞。

● WFPへの寄付はホームページから。TEL：045-221-2510

＊急激に飢餓になる状態。

各国の食品ロス対策
食品廃棄の禁止など厳しい規制も

食ジャーナリスト　小倉正行

世界的に食品ロス対策が進められています。

これは、２０１５年の国連サミットで採択されたＳＤＧｓ（持続可能な開発目標）で定められた、12番目の目標である「持続可能な生産と消費形態の確保」と、その具体的ターゲット「30年までに小売・消費レベルにおける世界全体の一人当たりの食料廃棄を半減させ、収穫後損失などの生産・サプライチェーン＊1における食品ロスを減少させる」に基づいているからです。

先進国でいち早く始まった食品廃棄・食品ロス削減の取り組みを紹介します。

アメリカ

食料供給量の3割以上廃棄！ 廃棄量半減をめざす

アメリカの食品ロスと食品廃棄物は、２０１０年では１６１０億ドルにも上るとされ、小売り段階で供給された食料の31％が廃棄されています。一方、格差社会が進み、十分な食料を得られない人々は４２００万人もいるとされています。

こうしたなか、15年に環境保護庁と農務省が共同で「10年を基準として30年までに家庭・小売・外食・学校等の施設から発生し埋め立てられる食品ロス・廃棄物を半減する」という目標値をはじめて設定しました。

フードバンクの発祥の地である米国では、１９６７年にアリゾナ州でフードバンクが誕生して以降、全米で約２００のフードバンクが活動し、生活困窮者への食料支援と食品ロス対策に貢献しています。

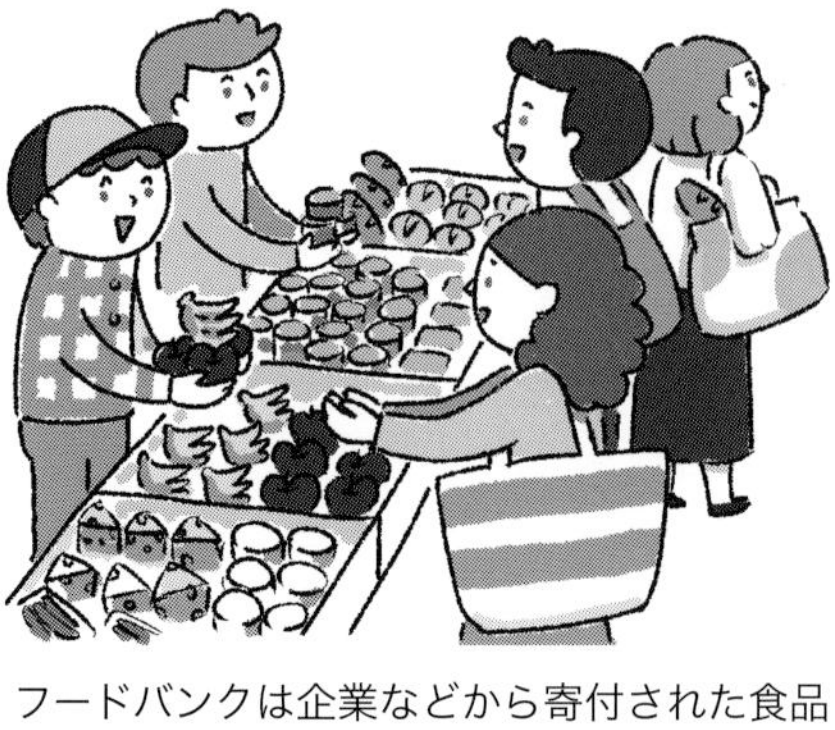

フードバンクは企業などから寄付された食品を必要な人に提供する活動。米国では政府による資金援助や寄付側への税額控除なども。

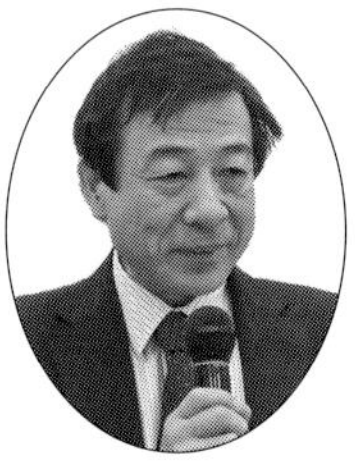

Profile

小倉正行（おぐら まさゆき）：1952年生まれ。1976年京都大学法学部卒。日本農業市場学会・日本科学者会議各会員。『輸入大国日本 変貌する食品検疫』（合同出版）、『知ってはいけない外食産業のウラ側』（共著・宝島社）など著書多数。

フランス

大型スーパーで食品廃棄を禁止

フランスでは、16年に、年間の食品ロスが１０００万トンと発表されました。同年に「食品廃棄禁止法」が制定され、４００平米以上の大型スーパーは、食品廃棄が禁止され、慈善団体への食品の寄付が義務付けられました。

その後、対象を外食産業や大手食品企業に広げました。また、25年までに食品廃棄物を50％削減する国家目標を13年に策定しました。

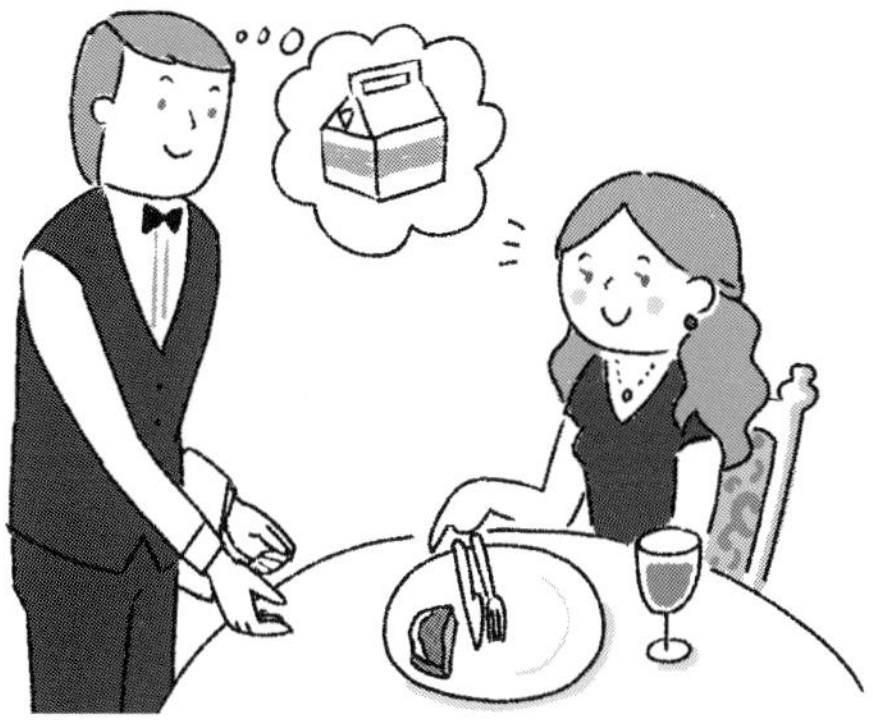

フランスの食品廃棄禁止法では１日１８０食以上を提供するレストランに対して持ち帰り用バッグの提供を義務化。

イギリス

「投げ捨て社会」から「廃棄物ゼロ経済」へ

イギリスでは、年間１５００万トンの食品廃棄物が発生しているとされ、そのうち最大の発生源は、家庭の７００万トンとされています。小売業からの発生は２％未満と少ないのが特徴です。英国政府は、11年にめざすべき政策として「投げ捨て社会」から「廃棄物ゼロ経済」への転換を提起。「可能な限り原料資源がリユース＊2、リサイクル、リカバリー＊3されるべき」とするビジョンを提示しています。

「廃棄物ゼロ経済」の取り組みは、イギリスは、法律による義務付けではなく自主協定による取り組みが中心となっています。

そのなかでも、中心となっているのが00年に設立されたＮＰＯ団体の「ＷＲＡＰ」で、この団体が廃棄物に関する実態調査や意識調査をおこない、進捗状況を検証しています。

韓国

家庭の食品廃棄物には重量に応じて課金

韓国では、13年で年間４９４万トンの食品廃棄物が発生しています。人をもてなすときは、食べ切れないほどたっぷり料理を用意するのが礼儀とされ、料理を残すのがマナーとされていました。

これに対して、韓国政府は、10年に「食品廃棄物削減総合対策」を打ち出し、「12年に食品廃棄物発生量20％以上削減」という目標を掲げて実施しています。

韓国の食品廃棄物削減対策の特徴としてあげられるのが、食品廃棄物の重量課金制度です。家庭からの発生抑制を狙って10年から始まりましたが、家庭から出される食品廃棄物の重量を計測して課金されるものです。３人家族で月５００円前後の負担額になるといわれています。回収された廃棄物は肥料や飼料としてリサイクルされます。

＊1：商品や製品が消費者に届くまでの一連の生産・流通プロセス
＊2：再利用
＊3：元の状態に回復すること

みんなで減らそう！ 食品ロス

大量生産・大量消費を見直し 生産・流通・消費で取り組みを

美作大学食物学科特任教授 原田佳子

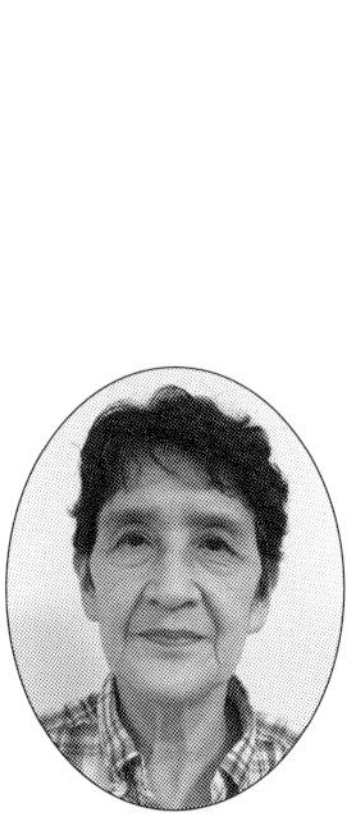

最近、食品ロスということばが、メディアに頻繁に登場するようになり、スーパーに買い物に行けば「食品ロスを減らそう」という張り紙を見かけます。

食品ロスとは、農林水産省によると「食べられるのに廃棄されてしまう食品」とされています。

膨大な量が捨てられている！ 日本の米生産量に匹敵

２０１７年、日本では６１２万トンの食品ロス（農林水産省調べ）が発生しています。大きな数字でピンときませんが、たとえば日本の米の平均年間生産量が８００万トン弱ですから、76％を廃棄していることになり、日本人一人当たりにすると、年間約48kgもロスを出していることになります。

しかし、生産から消費までの流通途中で廃棄される食品や、防災備蓄食品などの廃棄量は含まれていませんので、実際は６１２万トンをはるかに超える膨大な量になると推察されます。

「食べるものがない」 根本原因は利益追求の経済

食品ロスは多くの課題を抱えています。いくつか挙げてみますと

●限りある地球資源のムダ遣い
●食品製造さらに処分にかかる労力やコストのムダ遣い
●気候変動に影響を与える、など。

一方、大量の食品ロスを発生させているにもかかわらず、食料自給率が主要国中最低である日本は、食料の多くを輸入に依存しています。

また、近年、貧困・格差が拡大し、食べることがままならない人々が増え、コロナ禍でさらに深刻となり、食品ロスなど出している場合ではないことが浮き彫りになりました。誠に不合理・不条理が混在しているのが日本の現状です。

食品ロスの出所は、食品関連事業者と一般家庭の2カ所あります。食品関連事業者の食品ロスの発生は、食品メーカー、小売店、飲食店で多少理由は異なりますが、根本的な原

Profile
原田佳子（はらだ よしこ）：学校栄養職員、病院の管理栄養士を経て、現職。2007年より、広島市内でフードバンクを立ち上げ、食品ロス削減と食品ロスを有効活用し、地域を元気にする活動をおこなっている。共書『未来にツケを残さない』（高文研）他。

因は、利益を上げるための大量生産から生じる大量廃棄という資本主義経済社会の構造的仕組みのなかにあります。

一方、一般家庭の食品ロスは、食品がお金に換算できる商品となり、生産者への感謝の気持ちが薄れたことなどが原因で、平気で食品を捨ててしまう「もったいない」の欠如からくると考えられます。私たちの食べものは、もともと動物や植物の命をいただいているという、命あるものへの感謝の気持ちが薄れていることも気がかりです。

持続可能な食と農をめざし 足元から生活を見直して

2015年国連サミットでSDGsが採択され、食品ロス削減は、未来のあり方に関わる人類的な課題となっています。日本では、19年10月に、食品ロス削減推進法が施行されました。食べものの生産から消費、処分に至るまで、みんなができるだけ社会や環境に負荷を与えないよう行動し、持続可能な社会を実現しようということです。

日本は、第二次世界大戦後、農産物の輸入自由化を促進し、重工業を発展させて、経済を強くすることをめざしてきました。

そうしたなかで、食料自給率は下がる一方です。私たちはコロナ禍で、図らずも命の基本である日本の食と農が脆弱であることを学びました。食品ロスと食料自給率は密接な関係にあります。食品ロス削減を考えるとき、持続可能な食と農のあり方を同時に考えることが必要不可欠です。そうすることで、食品ロス発生の原因やメカニズムが理解でき、食品ロス削減の道筋を描くことができるからです。

まずは、日々の生活のなかで、食品ロスを発生させない、次に、発生した食品ロスは有効活用することを工夫し、一人ひとりが食品ロスを減らすよう足元からの一歩を心がけることが大切です。

表❶ あなたの食品ロス度チェック表

当てはまる項目に✔

買い物	必要なときだけ行く	
	行く前に冷蔵庫に何があるかを見る	
	賞味期限・消費期限を正しく理解し参考にしている	
	バラ売りなどを活用し、必要な量を購入する	
	衝動買いしない	
調　理	食べきれる量だけ作る	
	食材はできるだけムダなく使い切る	
	余りもので調理するよう工夫している	
保　存	食べきれないときは捨てずに保存する	
	冷蔵庫は詰め込み過ぎないよう整理している	
	保存した残りものは忘れず食べるようにしている	
外　食	ご飯は小盛にするなど食べきれる量を注文	
	残したご飯やおかずは持ち帰るようにしている	

チェック数の評価

0～ 6個　食べもののムダがないか日ごろから注意しよう
7～10個　かなり意識しています。もう少しがんばって
11～13個　これからも「食品ロス」ゼロをめざしましょう

日常生活で食品ロスを減らす10のヒント

家庭栄養研究会編集委員会

買い物前

①買い物リストをつくる

・1週間のメニューをつくる
・冷蔵庫・食品棚にあるものを確認し、「足りないものだけ買物リスト」を作成する
・空腹でないときに、リストを持参し、買い物へ

店頭で

②日付表示を確認する

・食品を買うときは、実際に食べる日に近い日付のものを購入する。最新の日付にこだわらない

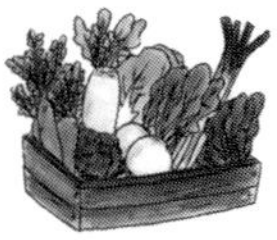

③必要な量だけ買う

・果物や野菜は袋詰めでなく、ばら売りで必要な量だけ買う
→食品を捨てることは、お金を捨てることになることを思い出そう

食卓で

⑦盛り付けは食べきれるだけ

・皿に盛り付けた食べものを食べ切ってから、必要量をお代わりする

帰宅後

④よい状態で保てる方法で保管する

・冷蔵庫の温度を確認する
・食品を新鮮にもっとも長く保管するには、1～5度の間で保管する

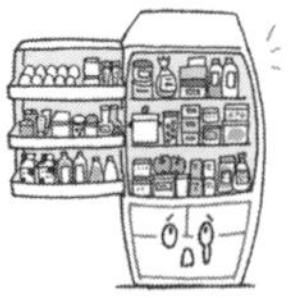

⑤適正に保管する

・パッケージに記載された指示に従って、保管する

⑥食品の先出し・先入れ

・棚や冷蔵庫にある古い食品は手前に置き、新しい食品を後ろで保管

消費期限と賞味期限は違う！

消費期限が過ぎると
→食べないほうがいい　例：惣菜、弁当

賞味期限が過ぎても
→食べられる　例：缶詰、卵、レトルト食品

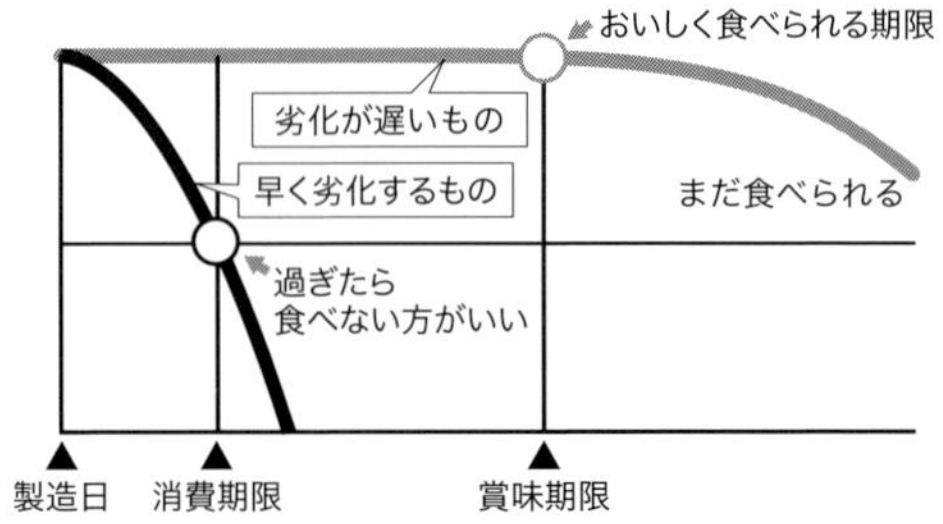

食べ終わったら

⑧食べ残しを活用し切る

・食べ残しを捨てず、次回以降の食事に
・冷凍保存
・野菜はスープ材料にして活用

⑨冷凍にする

・一度に食べきれないとき、冷凍できるものは、小分けにして冷凍庫に
例：ご飯、パン、きのこ類、貝類、青菜、ネギ、肉類
・調理済みの料理も同様に冷凍（料理できないときに便利）

⑩庭の肥料に活用する

・野菜や果物の皮などはコンポストなどで肥料化
・調理済みの食品廃棄物も肥料化して活用可能

参考資料：EC, STOP FOOD WASTE: What can I do in my daily life to limit food waste?

ワッハッハ談義 50 行事食編②

豆まきして疫病退治

食文化史研究家・未来長寿食研究会会長 永山久夫

疫病や災害を鬼に見立てて追い払う

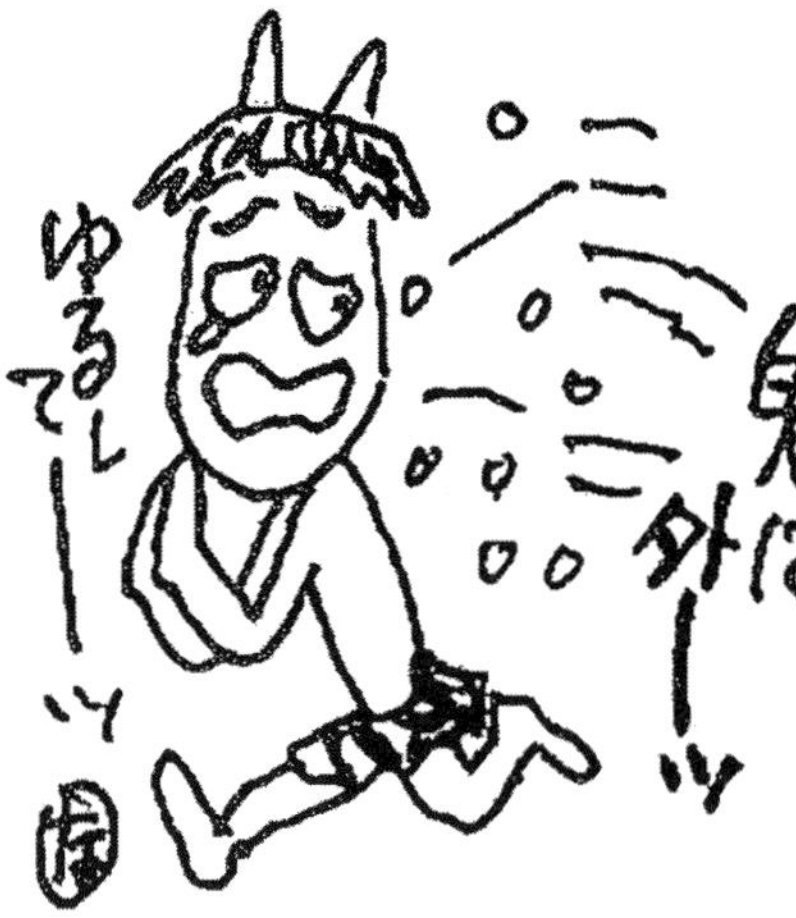

年中行事の「節分」は、立春の前日にあたります。この日は大寒（1月20日ごろから15日間）の末日で冬から春に改まる日を意味し、炒り豆を四方八方にまいて邪鬼を追い払います。

季節の変わり目になると、それまで暗がりに潜んでいた邪鬼どもが姿を現して、人間に襲いかかります。疫病や災害を「鬼」に見立てて、それらを追い払う行事が「豆まき」なのです。

もともとは中国から入って来た行事で、古くは「追儺（ついな）」とか「鬼やらい」などとよばれていました。

鬼除けのまじないとしてヒイラギの枝にイワシの頭部を刺し、これを門の目立つ所に置く習慣は、すでに平安時代初期からおこなわれていました。鬼はイワシの頭部を焼いたときの悪臭が大嫌い。

石ころのように硬い炒った豆を「鬼は外！　福は内！」と唱えながら鬼をめがけてまくようになったのは、室町時代の初めのころ。鬼は豆で打たれ、「痛い、痛い！」と泣きながら逃げ出します。逃げた鬼のあとから「福の神さま」が、ニコニコしながらいらっしゃいます。

豆は「魔滅（まめ）」に通じ無病息災に効果的

鬼を追い出した炒り豆はとても固くて、疫病にも強く、それを食べると、その年は流行病にかからないし、長生きもできるといって、歳の数だけ、あるいは一粒余計に食べる習慣が生まれました。鬼を追っ払った炒り豆は「福豆」ともよばれるようになり、現在にまで伝えられています。

雨あられと煎《い》っている鬼の豆

江戸時代の川柳です。炒り豆は音を立てながら炒り、音でも鬼を怖がらせます。

ところで、なぜ「豆」なのでしょうか。豆は「魔滅《まめ》」に通じ、特別の霊力が含まれていると信じられていたからです。節分の豆を食べることによって、「魔滅」の力をとり込み、病気を防ぐ力が強くなるよう祈ったのです。

大豆に豊富な食物繊維が腸内環境を整えて、疫病に対する免疫力の強化に役立っていました。しかもたんぱく質が豊富で、ビタミンや抗酸化成分も多く、一年間を無病息災で生活するうえでも効果的だったのです。

Profile
永山久夫（ながやま ひさお）：1932年福島県生まれ。古代から明治時代までの食事復元研究の第一人者。長寿食や健脳食の研究者でもあり、長寿村の食生活を長年にわたり調査している。『日本長寿食事典』（悠書館）など著書多数。

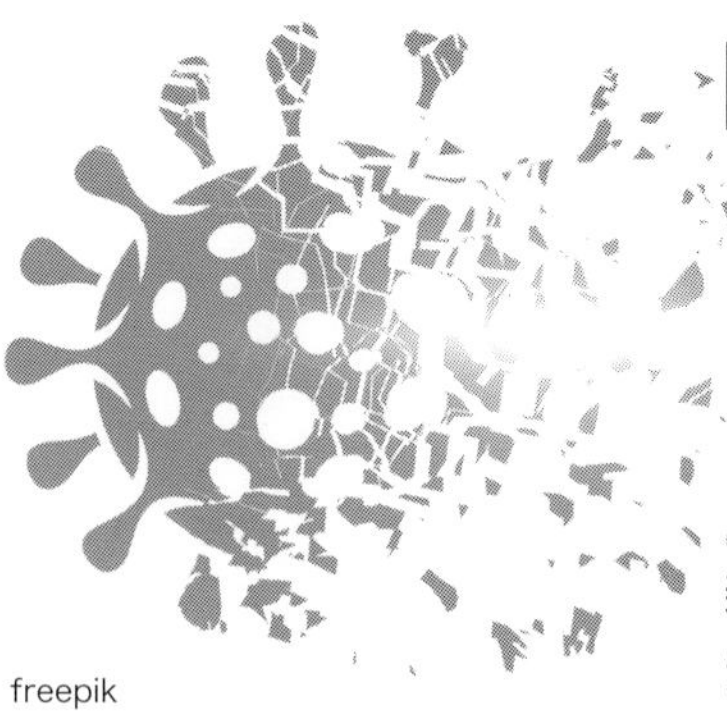

freepik

シリーズ

コロナ危機から命を守る〈7〉

新型コロナウイルスの感染拡大により社会情勢が日々変化するなか、安心・安全な生活につながる情報をお届けしていきます。

冷凍食品で新型コロナウイルスが輸入される？生食は避けて手洗いと加熱を

食ジャーナリスト　小倉正行

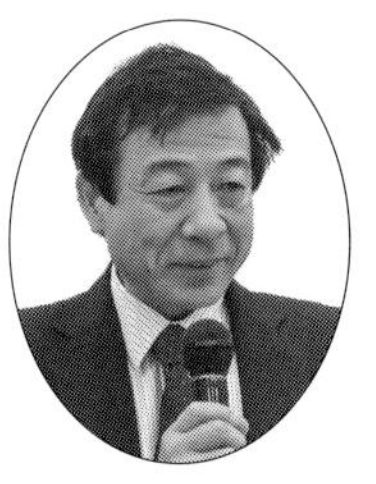

中国で大規模な輸入食品のウイルス検査

いま、新型コロナウイルスの第3波が日本で広がっていますが、そのうち感染経路不明はおおよそ50%にも及んでいます。一方、中国に輸入されている冷凍食品やその外装から相次いで新型コロナウイルスが検出されています。

中国政府は新型コロナウイルスの発生国とされることを否定し、新型コロナウイルスは海外から持ち込まれたとの主張を裏付けるため、輸入食品の大規模なウイルス検査を実施し、その結果新型コロナウイルスが30件ほど検出されたのです。

検出されたおもなものは、エクアドル産冷凍エビのパッケージ、ブラジル産冷凍鳥手羽肉、ブラジル産冷凍牛肉のパッケージ、ロシア産冷凍イカ、インドネシア産冷凍魚、ノルウェー産冷凍サーモン、アルゼンチン産冷凍牛肉、マレーシア産冷凍タチウオ、冷凍タラなどです。

海外の劣悪な製造現場でウイルス付着の可能性

ＷＨＯ（世界保健機関）によると、コロナウイルスはマイナス20度で最長2年間生存するとされており、新型コロナウイルスも冷凍状態で2～3カ月は生存するとされています。

ですから、冷凍食品の製造に関わる労働者が新型コロナウイルスに感染し、冷凍食品やそのパッケージに咳や手でウイルスを付着させれば、活性化（感染力がある）している新型コロナウイルスが、日本にも輸入されることになります。

海外の食品製造現場は劣悪な労働環境が指摘されているところが少なくありません。アメリカの食肉処理場は3密

Profile
小倉正行（おぐら　まさゆき）：1952年生まれ。1976年京都大学法学部卒。日本農業市場学会・日本科学者会議各会員。『輸入大国日本　変貌する食品検疫』（合同出版）、『知ってはいけない　外食のウラ側』（共著・宝島社）など著書多数。

の典型で、多くの現場で新型コロナウイルスの感染者が大量に出て、閉鎖されています。

感染が急速に広がっているアメリカやブラジル、インド、ロシア、EU（欧州連合）諸国からの輸入食品は、汚染の危険性が高いし、中国で摘発された新型コロナウイルス汚染輸入食品が日本にも輸入されている可能性は高いと言えるでしょう。

政府は輸入食品のウイルス検査に消極的

では、日本では水際の検査はされているのでしょうか。厚生労働省はWHOが問題ないとしているため、新型コロナウイルスの検査はしないとしています。

もともと、厚労省は輸入食品のウイルス検査に消極的でした。輸入食品のウイルス汚染は、嘔吐や下痢などの食中毒を招くノロウイルスでも問題になりましたが、1997年に同省がノロウイルスを食中毒原因物質に指定しても、輸入食品の検疫所検査には着手せず、放置していました。

背景にはウイルス検査の手間や検査機器の整備、検疫所に配置されている食品衛生監視員の人員不足がありました。2001年度に「輸入食品のウイルス汚染状況に関する研究」で、輸入魚介類のノロウイルス汚染が30％にものぼると発表され、同年やっと検査手法をまとめ、03年に重い腰を上げて検査に着手しました。

いま、輸入食品全体の検査率はわずか8・5％で、91・5％は無検査で輸入されています。新型コロナの検査をする場合、検査手法の確定、新たな検査機器の整備、それに携わる食品衛生監視員の増員などが不可欠ですが、いまの政府にそれらを積極的に進める意思はありません。

では、消費者はどうしたらいいのでしょうか。新型コロナ禍で冷凍食品の需要が急増していますが、原産国が海外の冷凍食品を扱うときは、パッケージが汚染されている可能性もあるので、触れた手はよく洗うことが大切です。

また、冷凍食品は必ず加熱しましょう。新型コロナウイルスは、70度以上の加熱で死滅するとされています。くれぐれも生食は避けることです。

■表　中国で新型コロナウイルスが検出されたとされる「輸入冷凍食品」の一部リスト

食品名	検出箇所	輸入国
エビ	パッケージ	エクアドル
鶏手羽肉	本体	ブラジル
牛肉	パッケージ	ブラジル
イカ	本体	ロシア
魚	本体	インドネシア
サーモン	本体	ノルウェー
牛肉	本体	アルゼンチン
タチウオ	本体	マレーシア
タラ	本体	マレーシア

（2020年）

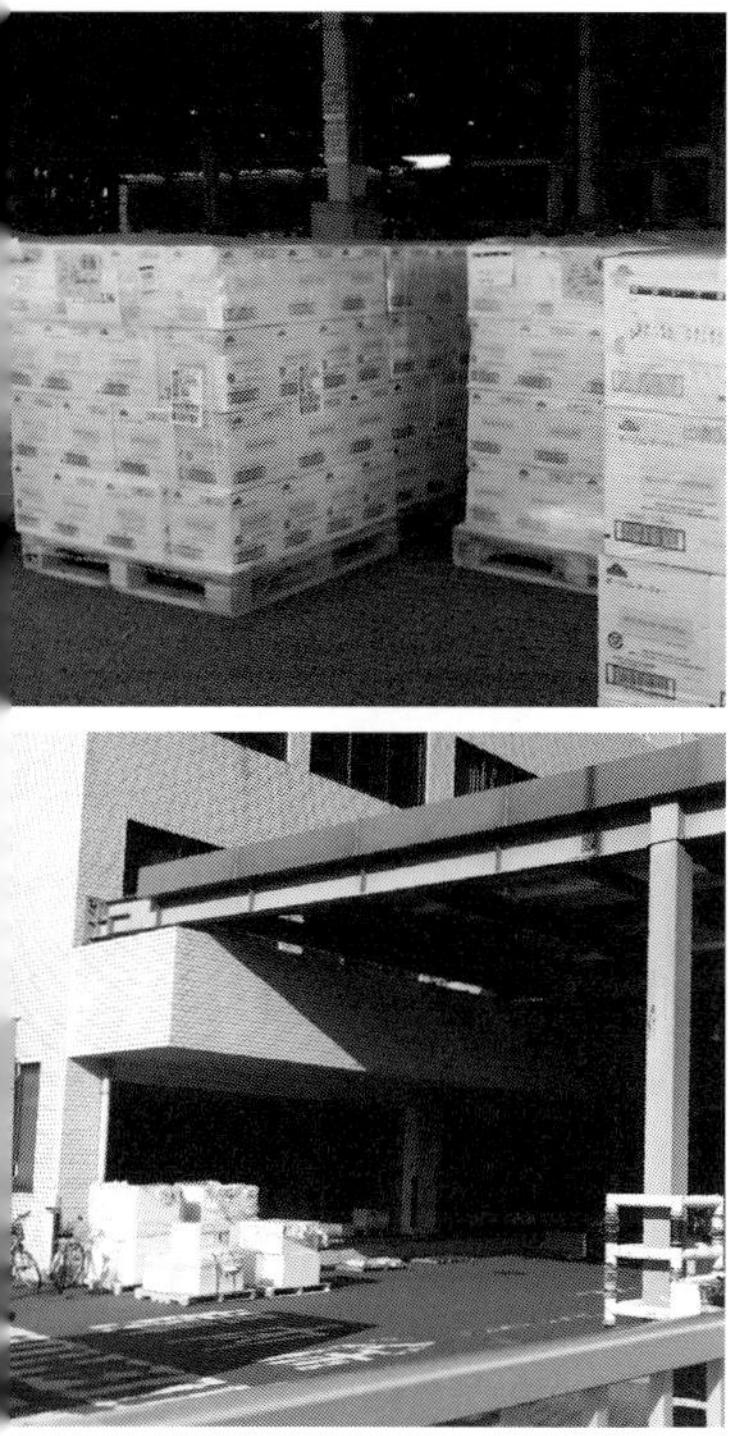
検疫所の輸入食品（イメージ）

子どもの食事

おかわりちょうだい!

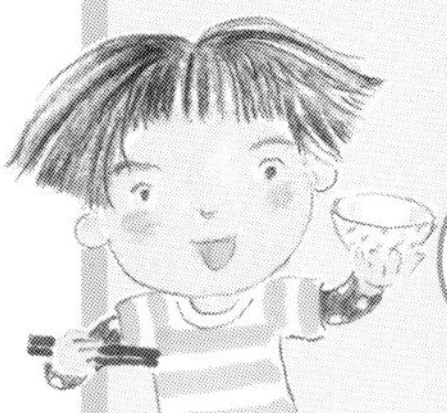

●川崎市　すぎのこ保育園

風邪に負けない体を温めるメニュー

寒さがきびしい季節です。風邪に負けない体を作るためにたくさん遊び、おなかをすかせ、たくさん食べて元気に過ごせるようにしています。おやつにも雑炊など体を温められるような献立にしています。

アシタバのかき揚げ

毎月、八丈島から送ってもらっているアシタバ。天ぷらに揚げることによって、苦みが少なくなるので食べやすくなります。また、サクッとした食感も子どもたちに人気です。

材料

アシタバ	30g
ゴボウ	10g
タマネギ	20g
ニンジン	20g
米粉	60g
水	90mℓ
揚げ油	適量

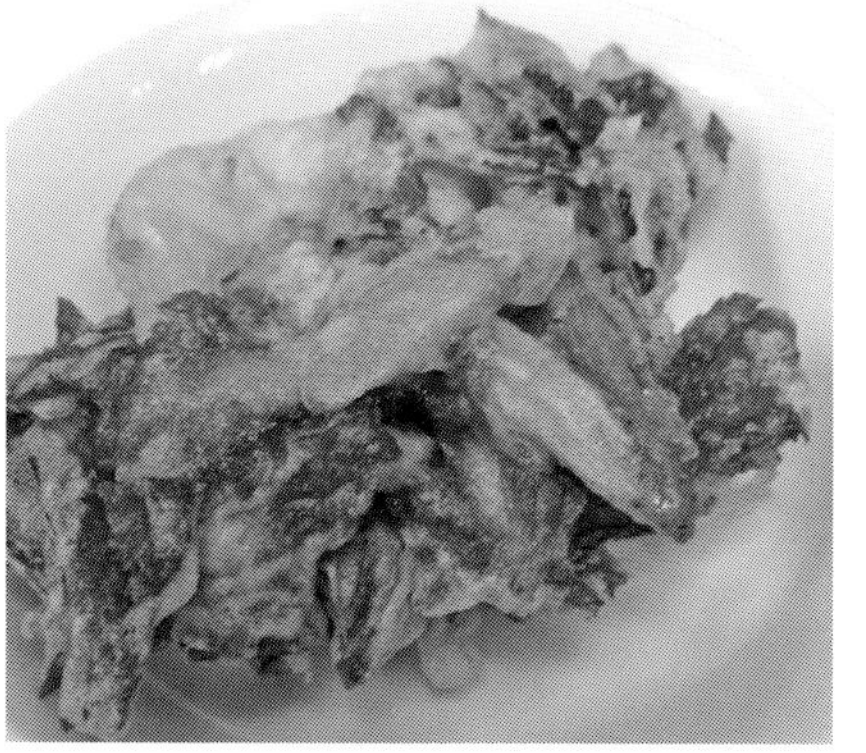

＊材料はどれも、おとな1人と子ども1人分（または子ども3人分）です。

1. アシタバは3㎝くらいの長さに切る（茎の下の1㎝くらいのところは使わない）。

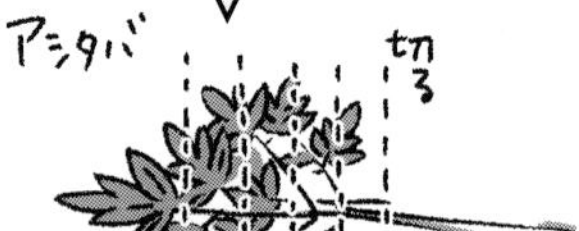

2. ゴボウ、ニンジンも3㎝くらいの太めの線切りにする。

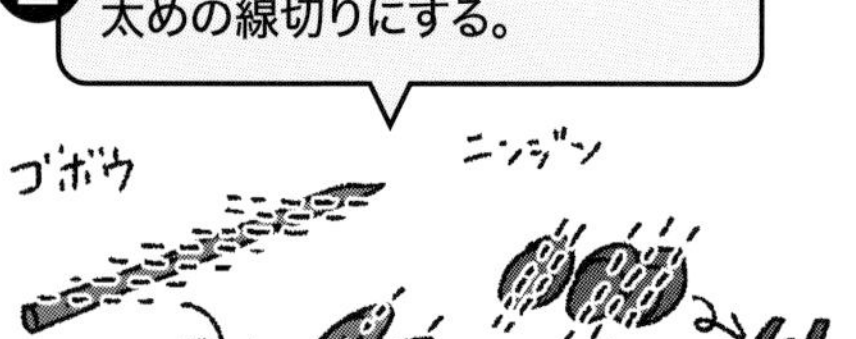

3. タマネギは1㎝幅に切る。

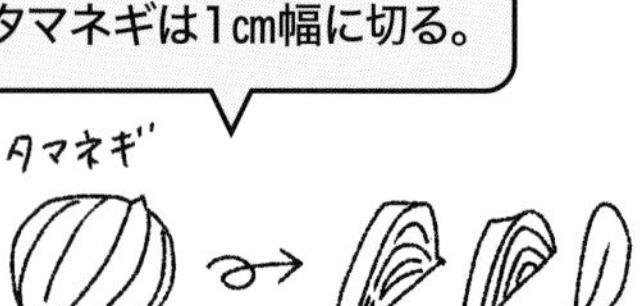

4. 米粉に水を混ぜて衣を作る。

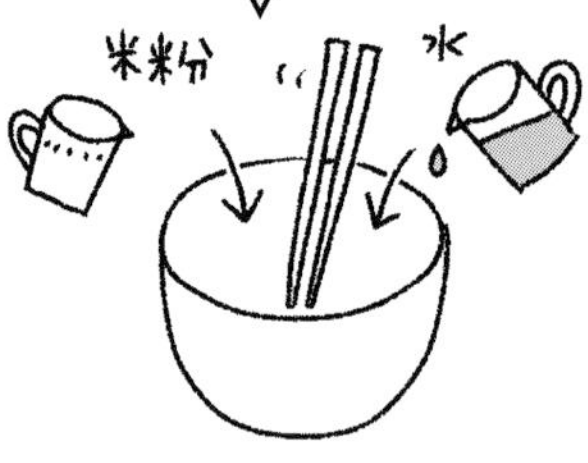

5. ❶❷❸を合わせて、❹の衣をまとわせて油で揚げる。

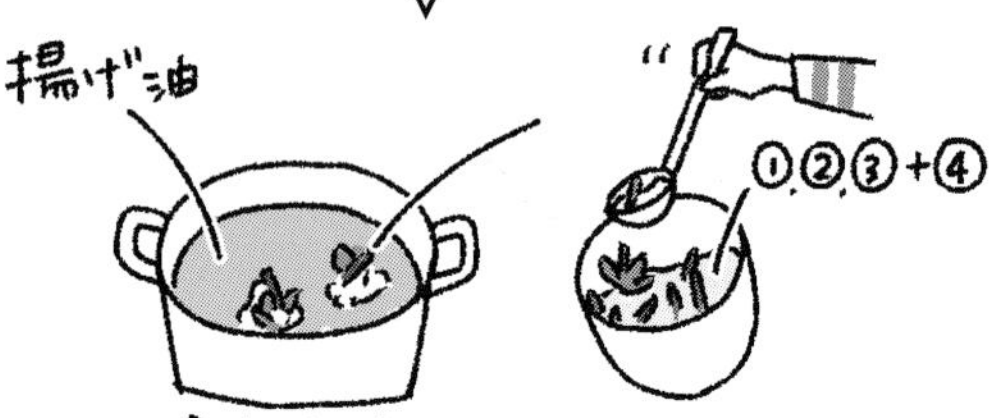

コンブの煮物

お酢が入ることで、コンブをより軟らかく仕上げてくれます。当園ではうどんのだし汁を取った後のコンブを使います。

材料

コンブ（だしがら）……… ２～３枚
だし汁……………………… 15mℓ
Ⓐ
しょうゆ……………… 大さじ２
古式原糖＊…………… 大さじ１と1/2
純米酢………………… 大さじ1/2
みりん………………… 大さじ１

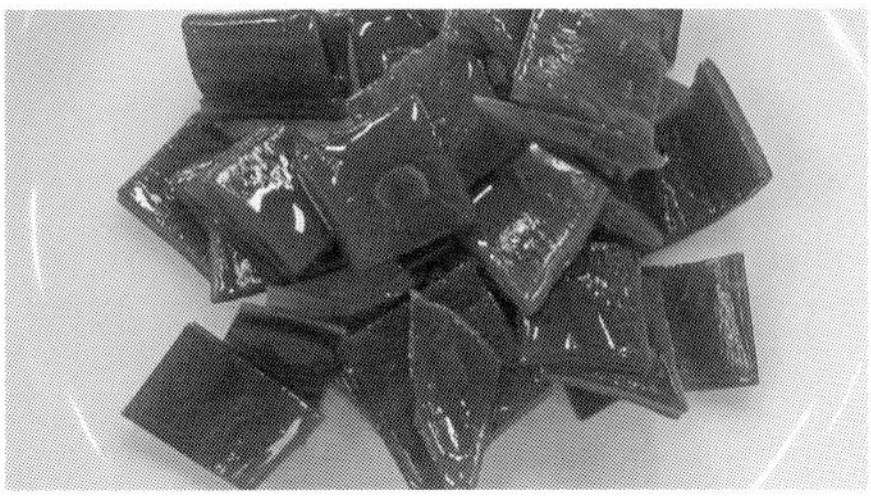

❶ コンブを2㎝角ほどに切る

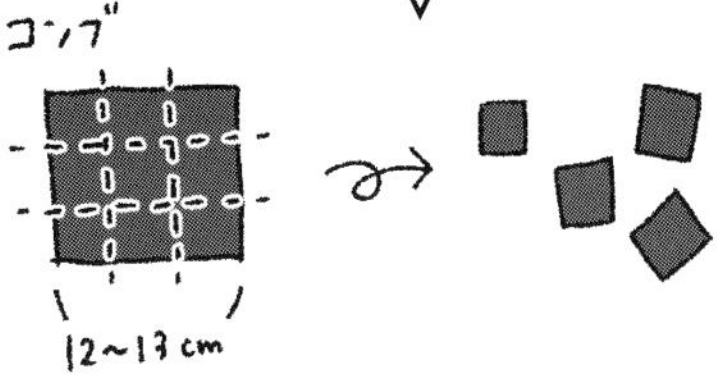

❷ 鍋に切ったコンブ、だし汁、調味液Ⓐを入れて弱火でコトコト煮る。

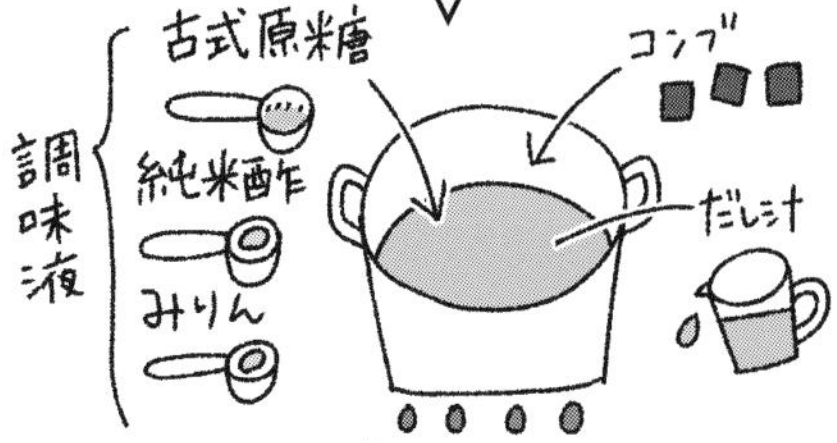

❸ 汁気にとろみが出るまで煮詰める。

雑炊

当園では、かつお節とコンブでだしをとっています。野菜多めの雑炊なので、野菜の甘味がしっかり味わえ、体も温まります。

材料

ご飯……………………… 120ｇ
だし汁…………………… 700cc
大根……………………… 30ｇ
ニンジン………………… 30ｇ
ナガネギ………………… 20ｇ
鶏もも肉………………… 30ｇ
しょうゆ………………… 小さじ１
塩………………………… 小さじ１弱

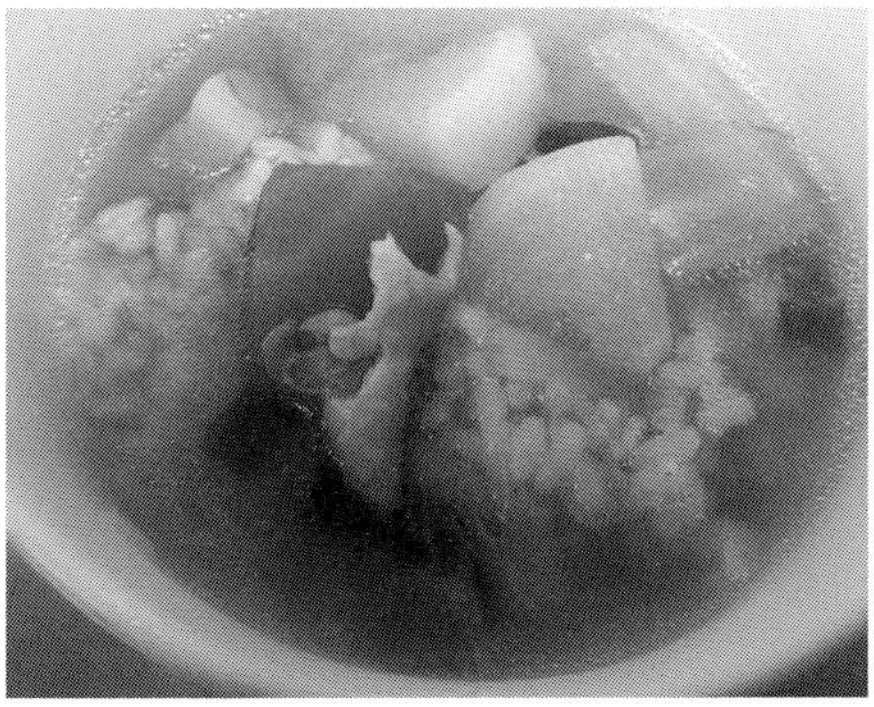

❶ 大根、ニンジンをイチョウ切りにする。

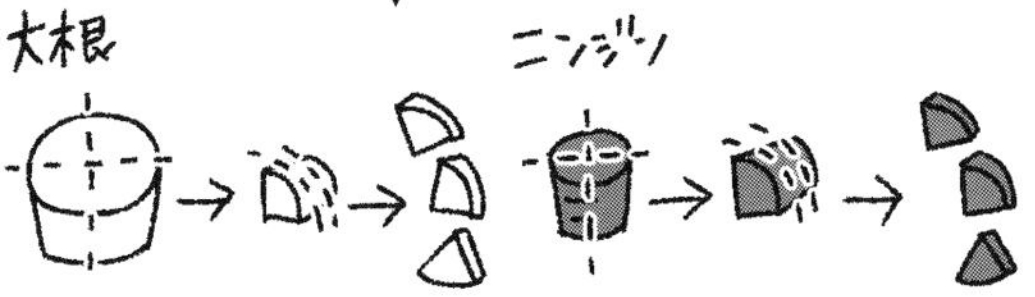

❷ ナガネギは小口切りにする。

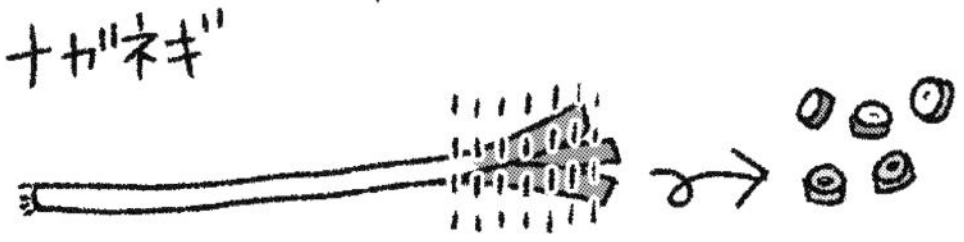

❸ 鍋にだし汁を入れ、大根とニンジンを入れて、野菜に火が通るまで煮る。

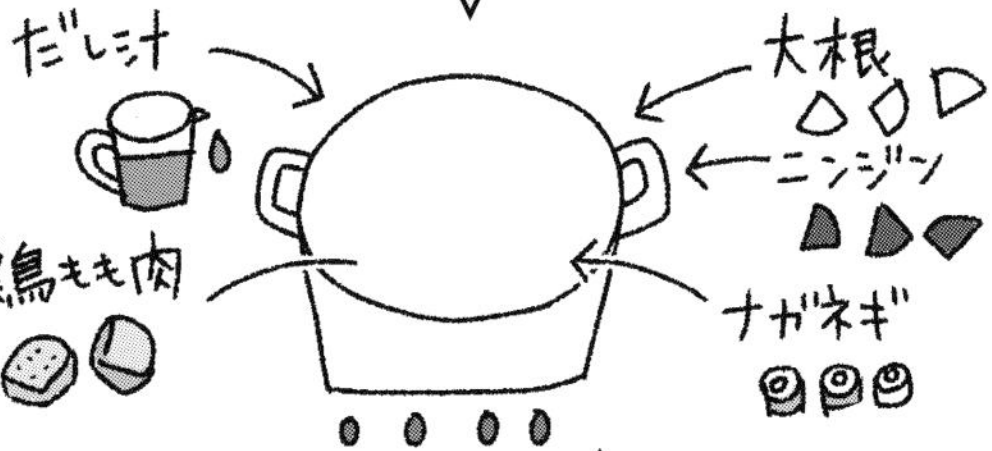

❹ 小さく切った鶏もも肉を入れて火が通ったら、最後にナガネギを入れてしょうゆ、塩で味を整え、ご飯を加える。

＊サトウキビの粗糖をこして、鉄釜で煮詰め撹拌しながら乾燥させる伝統的な方法で作られたもの。ミネラルが多く、黒糖に比べくせが少なく使いやすい。

少しの手間で
ぬくもりごはん

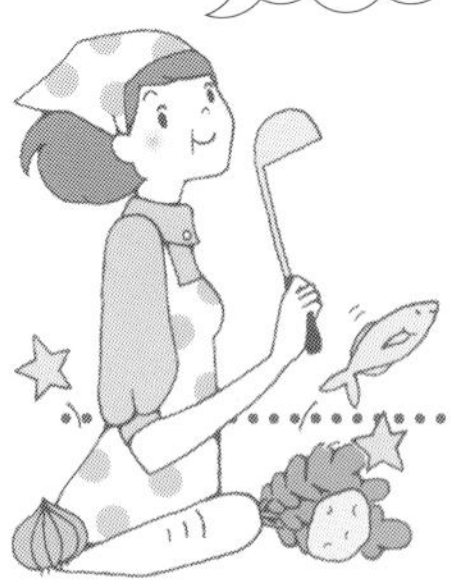

体を温める食事で冬をのりきる

料理研究家　**池上保子**

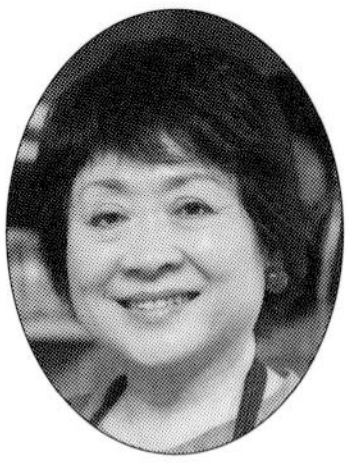

寒い季節がやって来ると、体が冷えて免疫力が低下し、風邪などを引きやすくなります。豆腐、魚、卵、肉などのたんぱく質に、緑黄色野菜を組み合わせた温かい食事を作り、しっかり食べて体を温め、体力をつけてのりきりましょう。

豆乳入り中華風粥

豆乳を入れるので、お粥にコクが出ます。お粥をかき混ぜ過ぎるのは禁物です。吹きこぼれを防ぐために、大きめの鍋で作りましょう。マツの実やクコの実、白身魚、ホタテの貝柱なども中華粥によく合います。

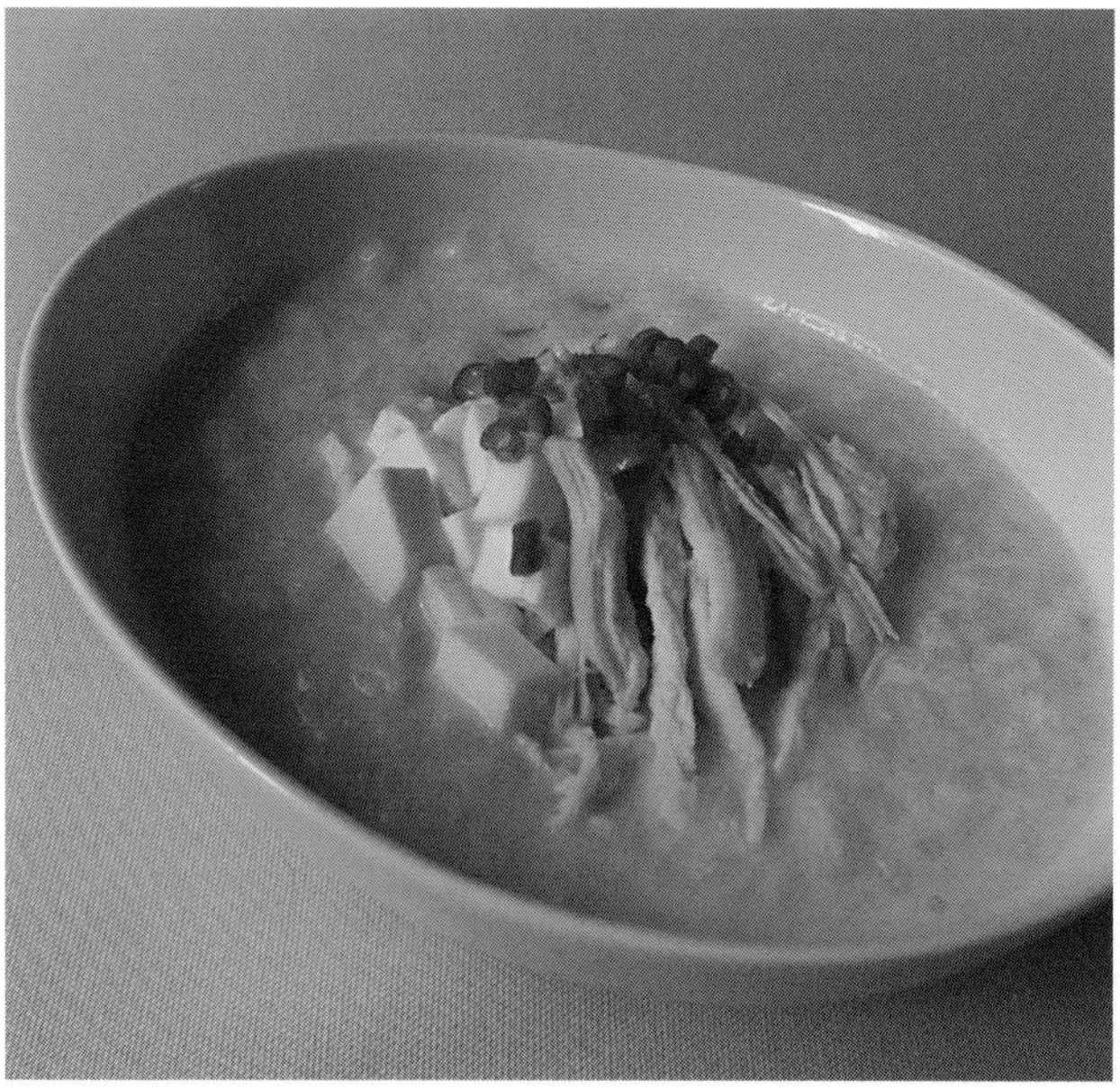

材料(2人分)

米	1/2カップ	絹ごし豆腐	1/2丁
熱湯	3カップ	ショウガ	1片
豆乳	2カップ	万能ネギ	適量
ゴマ油	大さじ1	塩	適量
鶏もも肉	1/2枚	ゴマ油	大さじ1/2

作り方は、次ページ下段に掲載

Profile
池上保子(いけがみ やすこ):料理研究家、管理栄養士、豆腐マイスター。娘の正子も料理研究家。中3の孫も「豆腐マイスター」の資格をもつ。今は、世界を旅して市場やスーパーを巡り、料理を作って味わい楽しむ。『「とうふ大好き!」レシピ110』(共著、新日本出版社) など著書多数。

豆腐入りさつま揚げ

白身魚に豆腐を加えて作ると、ふんわりと口当たりがやわらかくなり、食べやすくなります。野菜を少し入れると、食感に変化が出ておいしさを楽しめます。

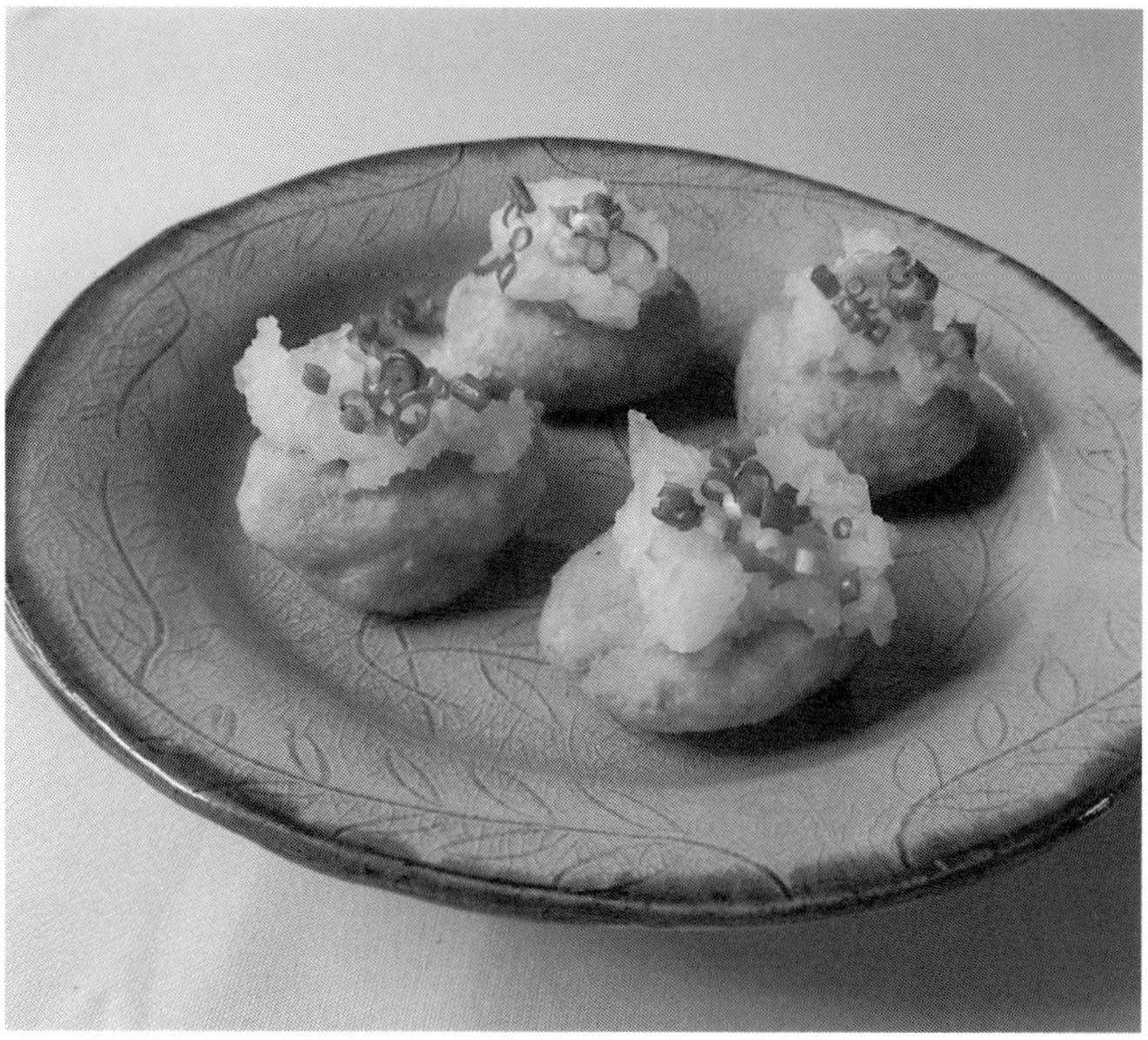

材料(2人分)

木綿豆腐	1/2丁
白身魚（タラなど）	150g
卵	1個
ショウガ汁	1/2片分
塩	少々
片栗粉	大さじ1
大根	150g
万能ネギ	少々
揚げ油	適量

作り方

①豆腐はしっかりと水切りをする。大根はおろして水気を軽く切る。万能ネギは小口切りにする。

②白身魚は皮と骨を除いて粗く刻む。すり鉢（フードプロセッサー、ミキサーなどでも可）で豆腐、白身魚をよくすりつぶす。卵、ショウガ汁、塩、片栗粉を加えてすり混ぜ、種を四等分する。

③手に油をぬって小判型にまとめ、熱した揚げ油で揚げる。

④器に盛り付け、大根おろしをのせて万能ネギを散らす。

豆乳入り中華風粥

作り方

①鶏肉は塩を軽く振ってしばらくおく。ショウガは千切りにする。

②鍋にゴマ油とショウガを入れて炒める。良い香りがし出したら、米を入れて焦げないように炒める。油と米がなじんだら熱湯を注ぎ、鶏肉を加える。再び沸騰したら弱火にして木べらで鍋底に付いた米をはがすように混ぜ、40分煮る。

③豆乳を加え、さらに10分煮込む。

④鶏肉を取り出し、食べやすく細切りにする。豆腐は8㎜角に切る。万能ネギは小口切りにする。

⑤器にお粥を盛り付け、上に④をのせる。

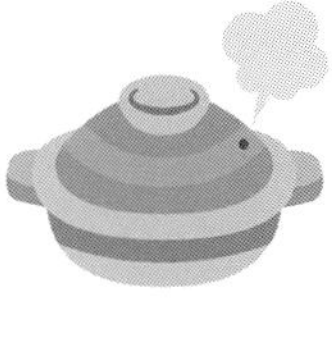

ホロホロ豆腐

豆腐にサバの缶詰を加えて、ホロホロのふりかけ状にしたものです。ご飯にのせるだけでなく、おにぎり、チャーハン、焼きそばやパスタ、卵焼きに入れても目新しい味を楽しむことができます。サバ缶の塩分量で加える調味料を加減してください。

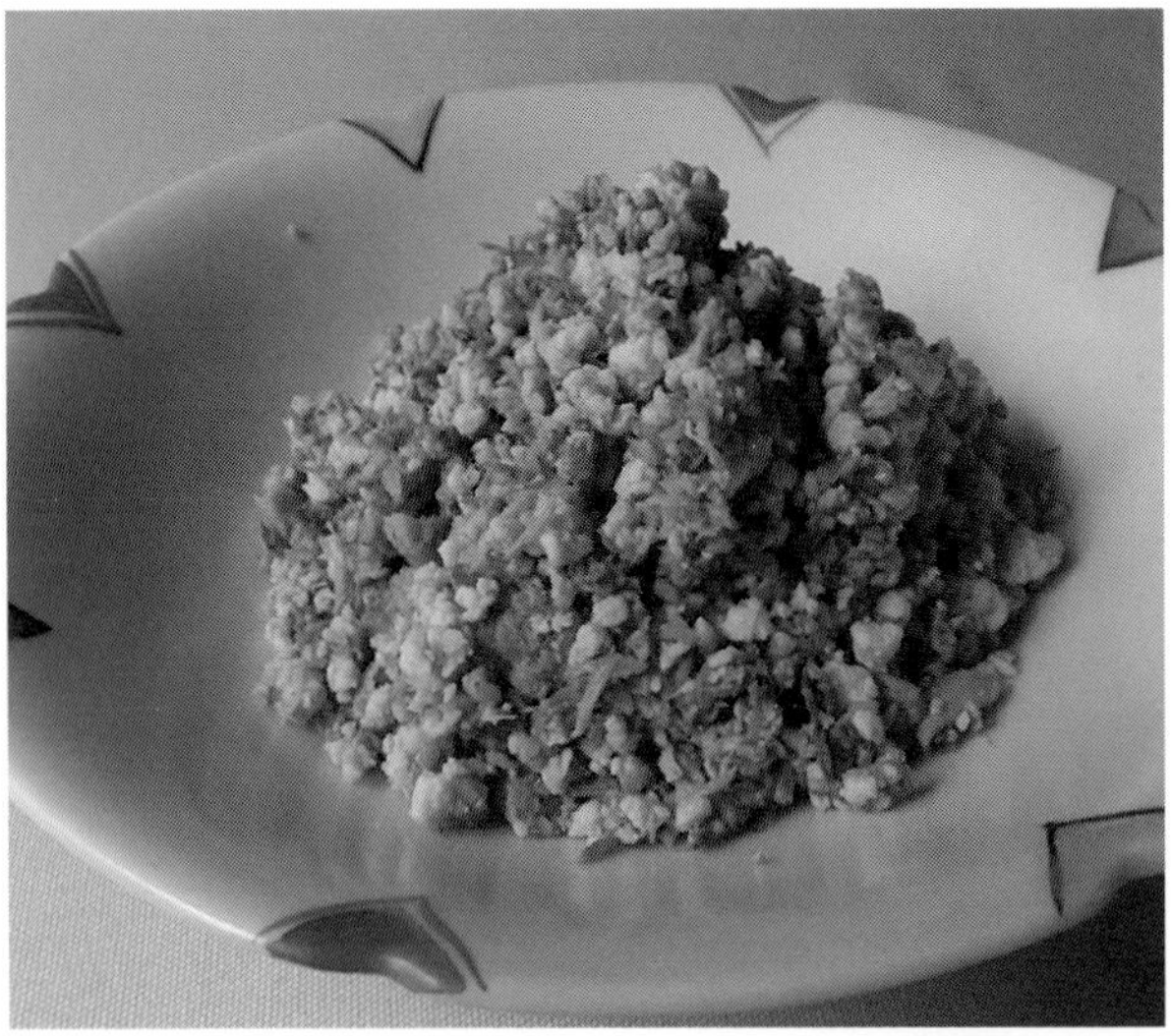

材料(2人分)

木綿豆腐	1丁
サバ（しょうゆ味）	1缶（90g）
白ゴマ	大さじ2
削りかつお節	1袋（5g）
ショウガ	親指大1個
植物油	大さじ1
しょうゆ	大さじ1

作り方

①豆腐はしっかりと水切りし、細かくつぶす。
②サバ缶は水気を切り、ほぐす。ショウガはみじん切りにする。
③フライパンで油を熱し、ショウガと豆腐、サバを入れて中火で細かくほぐしながら炒める。
④ゴマと削りかつお節を振り、全体に混ぜ合わせる。仕上げにしょうゆを回しかけて炒める。

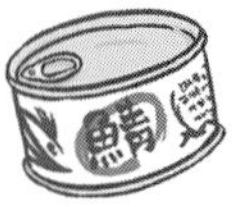

コラム

コクがある中華粥で体がポカポカに

中華粥は疲れた胃腸にやさしく、体を芯から温めて、血行を促す作用があります。米1に対して水10の割合で作ります。日本のお粥と違って、鶏がらスープや干しエビなどで炊いているので、コクがあり、味が付いているのが特徴です。ショウガが入っているため、体がポカポカしてきます。

米を炒め、十分油となじませてから熱湯を注いで炊くと（29ページ参照）、粘り気の少ないおいしい中華粥に仕上がります。粥の上にいろいろトッピングして、栄養のバランスとおいしさを楽しみましょう。

中国では朝食を外で食べる人が多く、町の中華粥屋さんに入ると、小学生が一人で食べていたり、中学生らしいグループが粥を食べながら、ノートを交換している姿を見かけて、少々驚いたものです。

続 どっちを選ぶ？ こんなに違う加工食品㉓

「だしを加えたみそ加工品」

食品評論家
小薮浩二郎

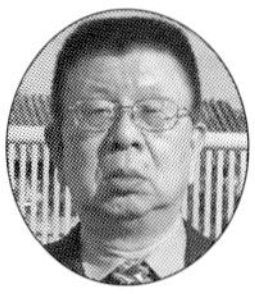

みそは古くからある日本人に欠かせない調味食品です。必須アミノ酸が豊富で、栄養価が高く、吸収率も約80％以上です。原料は大麦、米、大豆などですが、それらの組み合わせはさまざまです。

だしを加えたみそ加工品はみそ汁のみならず、ほかの料理にも使用できて便利ですが、添加物に注意が必要です。

▼全国のどこでも手に入りやすいもののなかから、比較的添加物が少ないなどの商品を紹介しています。

避けるポイント 「化学調味料無添加」に惑わされない

化学調味料、保存料、着色料無添加を強調している商品が目につきます。今回のBadで取り上げた商品は、「化学調味料無添加」「国産原料100％みそ使用」と書いてありますが、裏面の原材料名をよく見ると、たん白加水分解物や増粘多糖類が入っています。慎重に吟味し、添加物の少ないものを選びましょう。

こっち！

Better

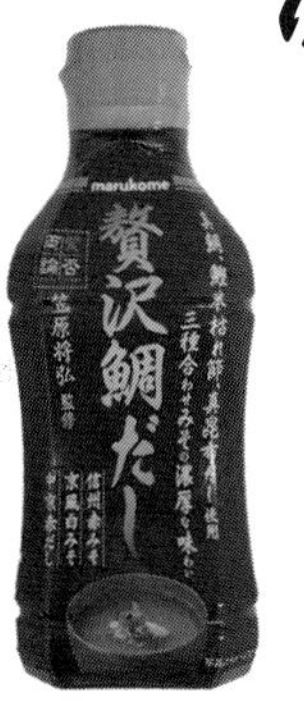

原材料名

米みそ（国内製造）、豆みそ、還元水飴、発酵調味料、食塩、鯛エキス、砂糖、鯛エキス粉末、酵母エキス粉末、かつお節粉末、しいたけエキス粉末、昆布粉末／酒精（一部に大豆を含む）

下線部が添加物

贅沢鯛だし

赤みそ、白みそ、赤だしがおもな材料で、食塩、砂糖、鯛、かつお節、コンブなどを加えています。

添加物に酒精を使用していますが、問題はありません。酒精とはエチルアルコール（単にアルコールといいます）のことです。発酵により製造されたもので、日本酒やワインなどのアルコールと同一物質です。

Bad

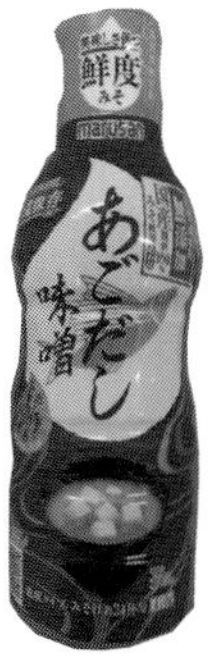

原材料名

米みそ、砂糖、食塩、発酵調味料（大豆を含む）、かつお節エキス、あごエキス、豆みそ、たん白加水分解物、焼きあご粉、酵母エキスパウダー、昆布エキス、醸造調味料／酒精、増粘多糖類

下線部が添加物

あごだし　味噌

濃塩酸を使用したたんぱく加水分解物が含まれています。これはヒトの消化による加水分解物とは違い、消化では生成されない安全性不明な物質が含まれます。

増粘多糖類には発酵食品に使用しない菌で作った発がん性のキサンタンガムや、降圧剤使用者には有害なカラギーナンが含まれている場合があります。

Profile
小薮浩二郎（こやぶ こうじろう）：食品コンサルタント、製薬会社で医薬品・食品添加物の研究開発、安全性研究機関で首席研究員、食品メーカー研究室長。最新刊は食品業界の闇を鋭くえぐる企業小説『白い濁流』（マガジンランド）。

〝かくれ食品添加物〟
健康ブーム「カロリーオフ、ゼロ」の陰で需要を伸ばす合成（人工）甘味料

家庭栄養研究会顧問　蓮尾隆子

甘味は味覚のなかでも非常に好まれる味で、甘味料は食品添加物全体の4分の1を占めています。ちなみに2番目に多いのが調味料で、この二つで食品添加物の半数に達し、多くの加工食品が人工的な味で作られています。

そこで、近年の健康ブームによる糖質制限やダイエット効果のある商品、「糖質オフ、ゼロ」「カロリーオフ、ゼロ」などとうたわれる食品の人気の陰で、需要を伸ばしている合成（人工）甘味料をとりあげます。

輸入に依存する合成（人工）甘味料が増加

合成（人工）甘味料は「高甘味度甘味料」とよばれています。高甘味度甘味料とは、甘味料のなかでも砂糖の数十倍から数百倍の甘味度を有するものです。合成（人工）甘味料と天然甘味料に分けられ、食品衛生法で食品添加物に区分されます（図）。

甘味度が強いため食品に使用する量が少なくて済み、砂糖を使用するよりコストメリットが生み出せます。そのため、さまざまな加工食品や飲料に使用されています。

特徴としては少量でも甘味が強く、カロリーや糖質低減をうたう商品のレシピデザインが可能、非う蝕《しょく》（虫歯の原因になりにくい）性であること、食後の血糖値の上昇を招かない、ほかの食品の不快な味（苦味、渋味、塩カド、酢カド等）を抑えるマスキング効果などが挙げられ、健康志向、ダイエットブームやすっきりした味を好む傾向などから、需要が高まっています。

最近はほかの甘味料や高甘味度甘味料同士の組み合わせで、砂糖に近いおいしい味を得ることができ、味質の改善が可能となることから、数種類の甘味料を組み合わせるケースが増えているようです。

そして、さまざまな代替甘味料の登場によって砂糖の総需要量（消費量）は年々減少し、輸入に依存する合成（人工）甘味料は増加傾向にあります。

日本では、表に示した合成（人工）甘味料が指定添加物として認可され、食品への使用が認められています。

神経伝達物質や腸内細菌に影響？

合成（人工）甘味料は開発されては問題を起こし、使用禁止を繰り返すという苦い歴史をもつ添加物でもあります。

発がん性が問題になり禁止された甘味料にはズルチン、サイクラミン酸ナトリウム

■図 甘味料の分類

（図表出典：大阪健康安全基盤研究所ホームページより）

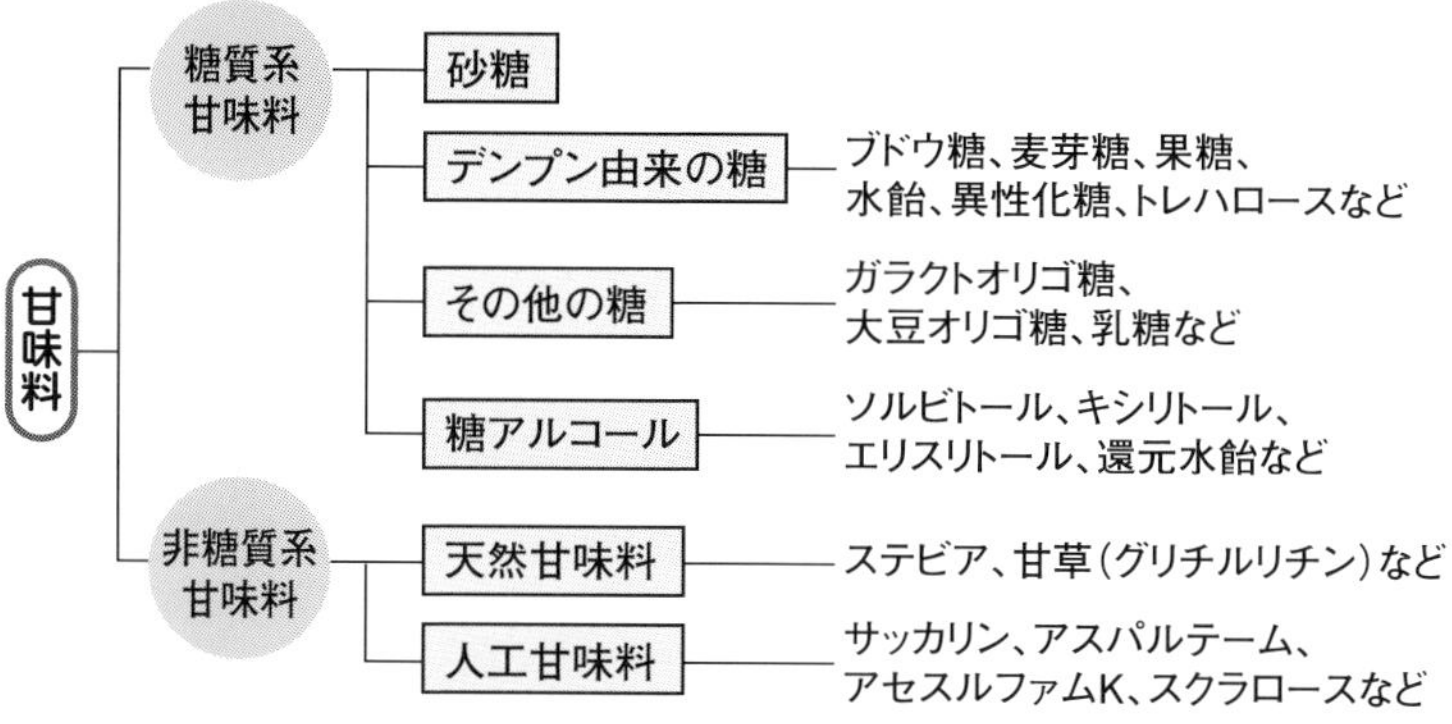

■表 日本で使用が認められている人工甘味料

品名	甘味度	一日摂取許容量（ADI）［mg/kg体重/日］	使用基準の一例
アスパルテーム	100～200	40	制限なし
アセスルファムK	200	15	菓子:2.5g/kg 清涼飲料水:0.50g/kg
アドバンテーム	14000～48000	5	制限なし
サッカリン＊	200～700	5	みそ漬、しょうゆ漬:1.2g/kg シロップ、清涼飲料水：0.30g/kg
スクラロース	600	15	菓子:1.8g/kg 清涼飲料水:0.40g/kg
ネオテーム	7000～13000	2	制限なし

＊サッカリン：サッカリン並びにそのナトリウム塩、カルシウム塩

（チクロ）、一時禁止され、その後復活したサッカリンなどがあります。しかし、現在でも発がん性などが疑われるものがないとはいえません。

さらに、複数の組み合わせで併用される合成甘味料の安全性（化学変化、相乗毒性）は、未知数ということです。

異なる化学合成で人工的に作られる甘味料ですが、前述した特徴（メリット）に対してデメリットは、依存性がある、甘さがドーパミンなどの神経伝達物質や神経の快楽中枢に影響し、常用することで甘味の味覚が麻痺、食欲のコントロールが乱されることがある、習慣的な合成（人工）甘味料の摂取によって腸内細菌の悪玉菌が反応し、腸内環境の悪化や悪玉菌の活性化による免疫力の低下を引き起こす、太りやすい体質につながることなどが挙げられています。

また、アスパルテームはフェニルアラニンというアミノ酸を含んでいるため、フェニルアラニンを代謝する酵素の活性が生まれつき低い「フェニルケトン尿症」の人は注意が必要です。

非常に多用されているアセスルファムKは、アスパルテームやほかの甘味料との併用も多く、副作用として吐き気、下痢、腹痛、うつ状態などの症状が見られる、また妊娠中、授乳中は摂取を避けたほうがよいとの指摘もあります。

合成（人工）甘味料による肥満や糖代謝への悪影響はまだまだ不明な点が多いので、過剰摂取に注意し、関心を寄せていくことが必要でしょう。

「人工」「合成」の用語を表示から削除

消費者庁は２０２０年７月、食品表示基準を改正し、「人工甘味料」「合成着色料」「合成香料」などの表示から、「人工」「合成」の用語を削除することにしました。目的は「天然、人工に限らず、添加物は添加物であり、人工のものは天然に比べて危険などの誤認を防ぐため」とのことです。

消費者の知る権利が奪われたということです。

女性を現代病から守るには(2)

身近に広がる有機フッ素汚染 化粧品や日焼け止めにも

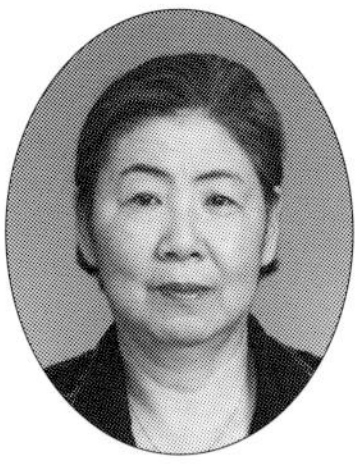

ダイオキシン・環境ホルモン対策国民会議理事 水野玲子

焦げつかないテフロン加工のフライパン、雨の日に水をはじく傘や靴の防水加工、ファストフードの油をはじく包み紙。本誌2019年9月号で紹介した有機フッ素化合物は便利で、さまざまな生活用品に使われています。

ところが世界でもわが国でも、それらの物質による飲料水や人体の汚染が進んでいます。この物質は、化粧品にも使われており、皮膚から体に入りなかなか排出できないので、とくに女性にとっては大敵です。

東京都多摩地区の汚染 全国平均より高い値発覚

2020年8月末、筆者が関わる市民団体は、有機フッ素化合物（以下PFAS）＊1の高濃度汚染が見つかった浄水所の配水区域住民を対象に血液調査を実施しました。東京都府中市の府中武蔵台浄水所、および同国分寺市の東恋ヶ窪浄水所の給水地域住民の協力で調査がおこなわれました。

その結果、全国平均＊2に比べて1・5～2倍のPFASが検出されました。PFASのなかでとくに毒性が強いPFOSとPFOAはすでに禁止されています＊3。

しかし今回の調査で、汚染された水を長年飲んできた住民の血液からPFOSが検出され、さらに近年、その代替物として使用されているPFHxSも全国平均の27倍～29倍と高い値で検出されたのです。

PFASの汚染源は基地の泡消火剤や家庭用品

PFASのばく露源はどこにあるのでしょうか。

沖縄県宜野湾市の米軍基地周辺住民のPFHxS濃度が全国平均の53倍も高かったのは、基地で使用されている泡消火剤などによる河川や土壌の汚染が原因とされていますので、多摩地域も在日米軍司令部がある横田基地との関連が疑われます。

また、PFASばく露源となる家庭用品もいろいろあります。たとえば、防水スプレーを使用すればPFASを吸い込みます。また、室内で水や汚れをはじくカーペットを使用していれば、ハイハイする赤ちゃんがばく露する可能性が高まります。

PFASはスマートフォンの画面を滑りやすくする目的でも使われるほか、ファストフードの包み紙や日焼け止めなどの化粧品にも入っています。

免疫機能に影響 ワクチンの効果低減も

PFASはフォーエバーケミカル（永遠に残る化学物質）ともよばれ、環境中で極めて

Profile
水野玲子（みずの れいこ）：NPO法人「ダイオキシン・環境ホルモン対策国民会議」理事。つくば市在住時代、翻訳や市民活動に参加。第1回高木仁三郎市民科学基金で次世代への影響を調査。近書に『新農薬ネオニコチノイドが日本を脅かす』（七つ森書館）『知ってびっくり 子どもの脳に有害な化学物質のお話』（食べもの通信社）

分解されにくく、土壌にも長期間残留します。その蓄積性の高いPFASが今日《こんにち》、米国人や日本人のほとんど全員の血液から検出されているのです。

有害影響は、おとなではがん（精巣・腎臓）、高コレステロール血症、潰瘍性大腸炎、子どもでは低出生体重、ぜん息などの免疫異常、甲状腺ホルモンのかく乱、脳の発達阻害などが指摘されています。

最新の研究ではPFASはワクチンなどの抗体反応を抑制し、免疫機能に悪影響があることもわかりました。

皮膚から染み込む　妊娠中はとくに注意を

PFASはあらゆるところから体の中に入ってきます。ファストフードの包み紙を手で触るだけでも、皮膚から侵入する恐れがあります。日本では問題視されていませんが、とくに日焼け止めや化粧品など、肌に塗るものに入っているPFASには注意が必要です。皮膚から体内に吸収されることが、実験＊4で確かめられているからです。

PFASは界面活性剤でもあり、化粧クリームなどを皮膚から浸透しやすくする、メークアップを長持ちさせるなど、さまざまな目的で使用されています。

デンマークでは、化粧品に含まれるPFASの危険性について懸念が高まり、大規模な調査＊5がおこなわれました。その結果、日焼け止めクリーム、ファンデーション、アイシャドー、パウダー、口紅、シェービングクリーム、モイスチャーなど、多くの化粧品や家庭用品にPFASが含まれていることがわかりました。

しかし日本では、化粧品に全成分表示のルールがあるといっても、企業秘密の成分や有効成分でないものには表示義務がないため＊6、製品への含有は不明です。

カナダでは母子のPFASの血液調査＊7がおこなわれ、母親の濃度が高いと子どものIQが低下すると報告されました。妊娠中はできる限り、化粧品や日焼け止めの使用を減らしましょう。

■図　PFASが含まれている製品

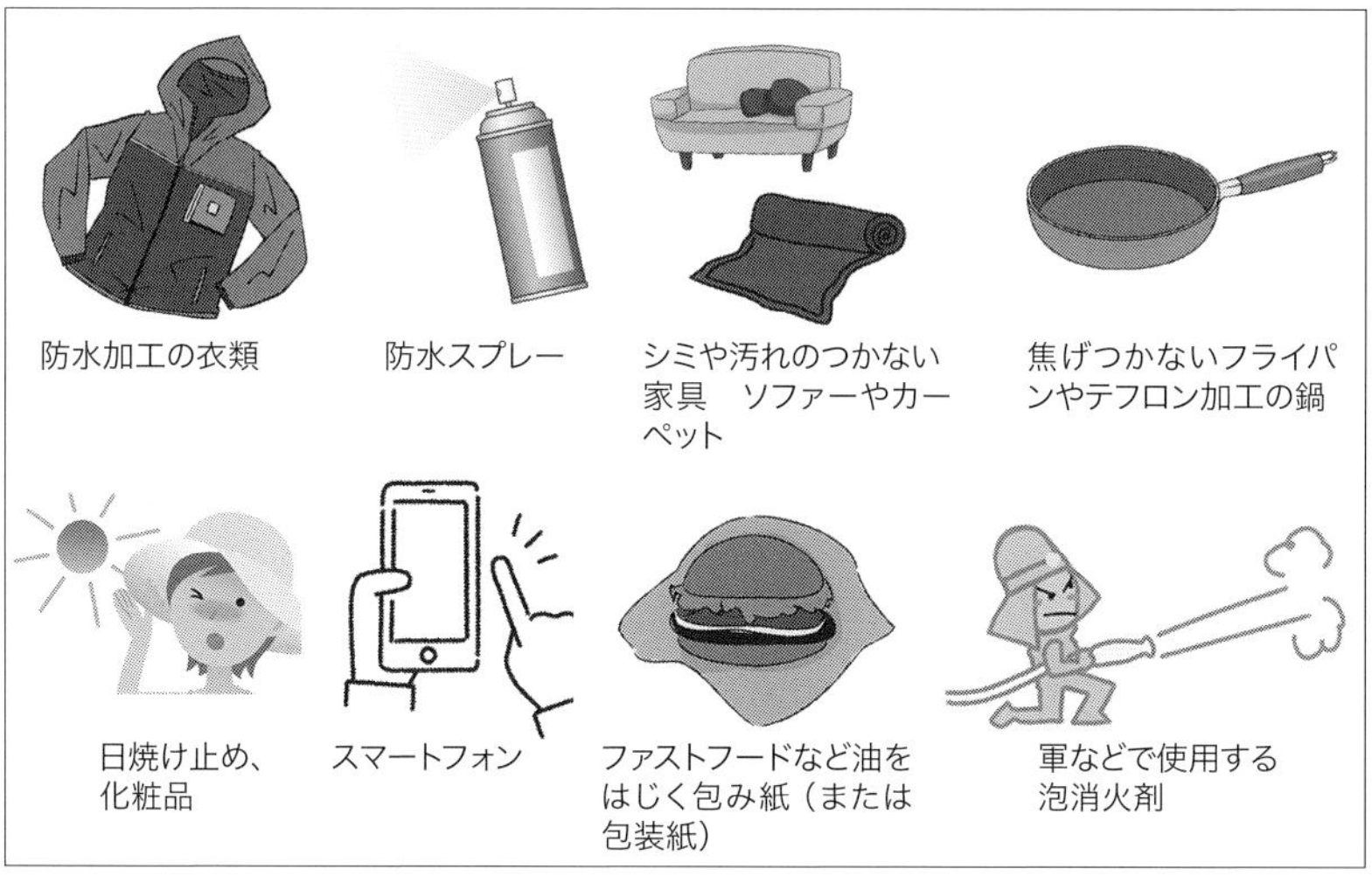

＊1　4000種以上ある有機フッ素化合物の総称。PFAS（またはPFCs）と呼ばれており、PFOS、PFOA、PFHxSもそのひとつ

＊2　環境省が11〜15年に実施した「化学物質の人へのばく露量モニタリング調査」の値

＊3　PFOSとPFOAは残留性有機汚染物質に関するストックホルム条約（POPs条約）で09年、19年に製造・輸入・使用が禁止

＊4　J Franko et al. J Toxicol Environ Health 2012.

＊5　報告書はデンマーク環境・食品省作成

＊6　有効成分ではない防腐剤や脱色防止剤などはキャリーオーバー成分といい、表示しなくてもよいとされている

＊7　R Green et al. JAMA Pediatr/2019.

●フリーライター 和田美代子

濃くてフレッシュな温泉と郷土愛が伝わる食事

山形県・小野川温泉「うめや旅館」

米沢市郊外の鬼面《おもの》川沿いに12軒の宿が建ち並ぶ小野川温泉は、伊達政宗や米沢藩中興の祖・上杉鷹山も愛した名湯です。現在は高温と低温の2本の源泉を温泉街で共有し、すべての宿が源泉かけ流し。なかでも明治元（１８６８）年創業のうめや旅館は「温泉の成分が濃い」と、根強いファンが多い宿です。

温泉成分が多量 4号源泉にこだわり

硫化水素を含み、微かに硫黄臭がする小野川温泉の湯は、肌に良いメタケイ酸も多く含まれています。各宿には温泉街で共有する「4号源泉」（約80度）と、「5号源泉」（約35度）と名づけられた同じ泉質の源泉が配湯されています。ともに温泉成分が豊富です。

5号源泉が掘削されたのは２００８年。それ以前は、熱交換装置がない宿では80度と高温の源泉は加水するしかありませんでした。二つの源泉はブレンドしても十分に還元力が高いと専門家に評価され、ほとんどの宿が混ぜて適温にしています。しかし、うめや旅館が利用するのは4号源泉（同館より約３００ｍ）のみ。

「4号源泉だけのほうが温泉成分が多量に含まれ、湯船に入ったときの感じが違うんです。お客さまにもよく言われます」とは、オーナーの齊藤孝夫さん（50歳）。先代が始めた熱交換システムを引き継ぎ、「濃いフレッシュな温泉を提供し続けよう」と決めました。

脳梗塞で片手が不自由になった男性から「うめや旅館の温泉は浸かったあとが、こわばりが楽になるのが一番わかる」と言われたことも。

42度に設定された湯のｐＨは中性で刺激がなく、体が包み込まれているような心地良さ。露天風呂はありませんが、泉質の良さに満足感を味わいました。シャワーから出る湯も高温の源泉です。4号源泉１００％の貴重な湯を堪能できます。

鷹山ゆかりの夕食 朝食にはラジウム玉子も

夕食は上杉鷹山が推奨した質素倹約の遺訓を受け継ぐ料理を味わうことができます。

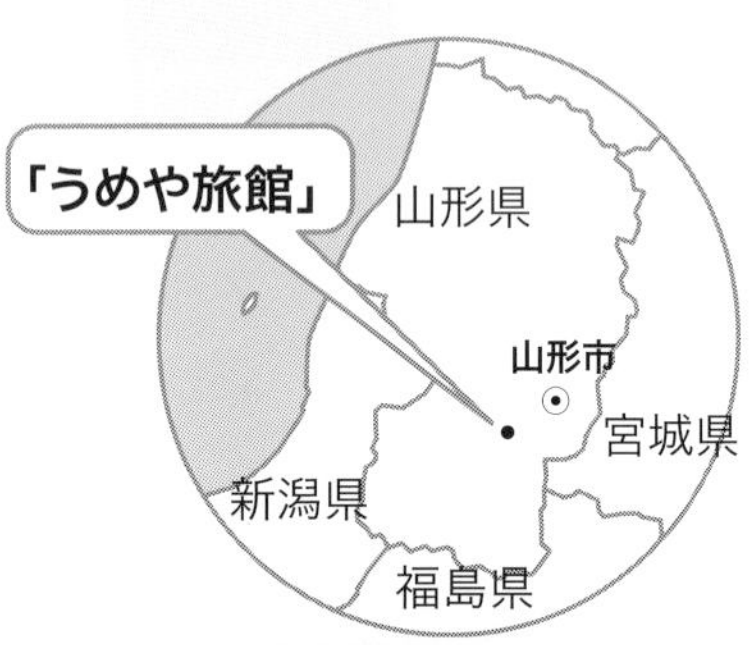

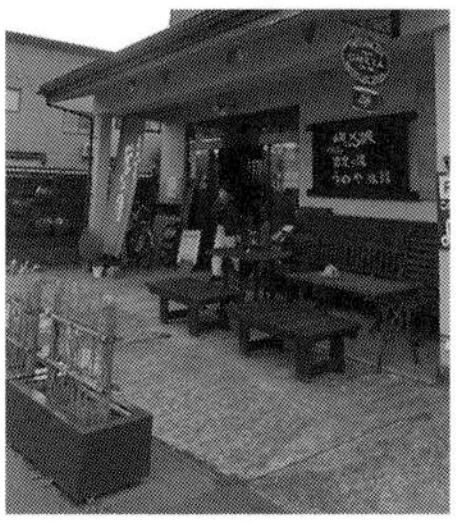

うめや旅館。館内は温泉を利用したエコ暖房

Profile 和田美代子（わだ みよこ）：明治大学文学部卒。交通新聞社（現）に勤務後、フリーに。医療関係雑誌の「温泉探訪シリーズ」を50回連載。『ジパング倶楽部』など旅行雑誌に執筆。著書『日本酒の科学』（講談社）など。

鯉の甘露煮もその一つ。幕藩時代に住まいの池で鯉を飼い、来客時の食膳につける風習が育まれたのだそう。カルシウム豊富なこの郷土食、川魚特有の泥臭さがまったくなく、鯉のイメージが一変しました。

　こうした齊藤さんの料理の説明に、郷土食の由来のおもしろさを再認識しました。

　おぼろ豆腐や温泉玉子が添えられた朝食は、おもに斎藤さんの母親である女将さん（70代）が担当します。

　朝食の温泉玉子は、地元で「ラジウム玉子」と呼ばれるものです。源泉にラジウムが含まれているからで、高温の源泉にラジウムが含まれるのは全国でも珍しいのです。地元産の野菜を使った自家製の香の物一つからも、女将さんの温かさが伝わってきました。

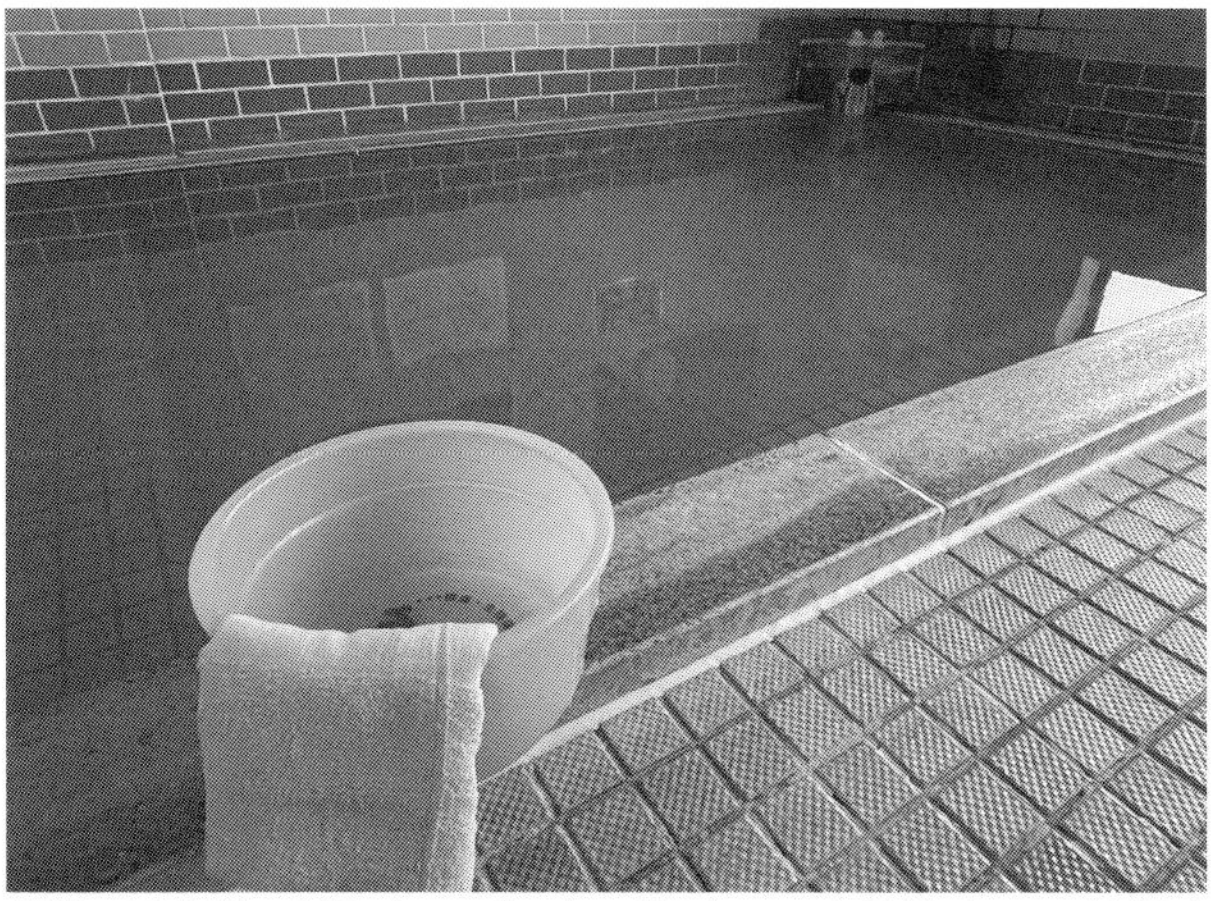
湯殿は男女別の内湯が一つずつと、貸し切りの内風呂が一つ。清掃時（午前9〜12時）を除き、24時間入浴可

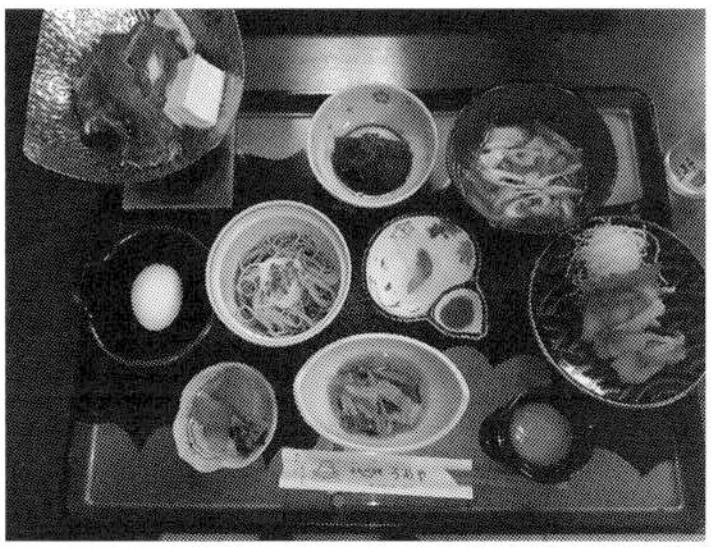
夕食の一例。米沢牛のすき焼き、鯉の甘露煮、山形名物のいも煮（内陸のこのエリアは牛肉でしょうゆ味）

小町ゆかりの名泉が湧く 生活も感じられる温泉街

　うめや旅館の徒歩3分圏内に土産物店、濃厚な豆乳も評判の豆腐屋、だれでも自由に温泉玉子を作ることができる湯だまり、丸太をくり抜いた足湯などがあります。

　共同浴場「尼湯」の前には「飲むと胃腸の粘膜の血液量が増え、痛風、糖尿病、リウマチなどに効果がある」と掲示された飲泉所もあります。観光と同時に、地元の人たちの日常を垣間見ることができる温泉街です。

　清水山の麓から湧き出る清水が飲める飲泉所には、「小町ゆかりの名泉」と書かれていました。小野川温泉はかの小野小町が旅路の途中、薬師のお告げによって発見したという言い伝えが。200年前の小野川温泉街図にも名泉のことが載っていて、遠方からくみに来る人も絶えません。

　ホタルの里としても知られる小野川温泉。6月過ぎの時節に再訪できたらラジウム玉子作りも体験し、またうめや旅館に泊まります。

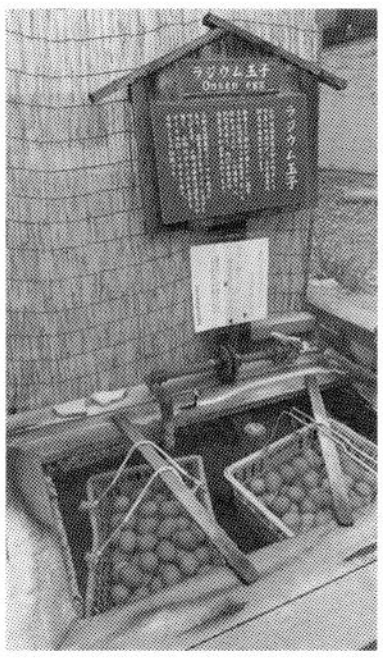
うめや旅館の向かいにある湯だまり。だれでも自由に温泉玉子を作ることができる

DATA

住所／山形県米沢市小野川町2494
電話／0238-32-2911
交通／JR山形新幹線米沢駅から車で15分（米沢駅から山交バス小野川温泉行き約25分、小野川温泉下車すぐ）米沢中央ICから約20分
泉質／含硫黄、ナトリウム、カルシウム、塩化物温泉、フレッシュ（ラジウムを含む）
湧出状態／掘削
泉温／約80度
宿泊料金／1泊2食付き1万1150円〜（税・入湯税込み）。1人利用可
部屋数／11室（全室和室）
日帰り入浴／500円　12時〜16時、18時30分〜21時

「農業はポエム」と飄々《ひょうひょう》と語り 挑戦してきた無農薬の果樹栽培

神奈川県・諏訪部衛人《すわべもりと》さん

大学の文学部を卒業した後、23歳から父親のブドウ園を手伝い始めた諏訪部衛人さん（62歳）。「果樹の無農薬栽培は難しい」と言われるなか、自然と共生する農業をやりたいと、35年前からブドウやキウイの無農薬栽培を続けてきました。「いまでも完璧にはできない」と語ることばの奥に秘めた、「自分は農業を、金を稼ぐための職業だと考えたことはない。農業はポエム。お客さんが喜んでくれればいい」という独特の農業観。そこには、自然との共生を大切にする哲学がありました。

先達のアドバイスを受けて無農薬ブドウにチャレンジ

神奈川県愛川町の、諏訪部さんの果樹園。全体の半分がビニールに覆われています。

「ブドウは雨にあたると病気が出ちゃうから、雨除けに屋根だけハウスをかけているんです。向こう半分の露地のところでは、キウイを育てているの」

27歳で無農薬栽培をめざしたとき諏訪部さんは、山梨で有機ブドウを栽培してきた澤登芳《さわのぼりかおる》さん（２０１４年に85歳で逝去）に教えを受けました。雨除けハウスをかける方法も、澤登さんに教えられたものです。

「これで病気の9割は防げるって言われてね。それでも、なんとか7、8割収穫できるようになったのは、ようやくここ10年くらい。だから、無農薬栽培に成功しているとは言えないんですよ」

諏訪部さんが笑ってそう話せるのは、「最高においしい」と言ってくれる人たちがいるから。農園での直売や宅配で買ってくれる常連は４００軒ほど。そのお客さんに、「喜びと満足、幸せを与えられたらそれでいいのです」と涼しい顔で話します。

故郷で始めた自然との共生 ブドウやキウイは「作品」

東京で過ごした学生時代、諏訪部さんは都会暮らしに嫌気を感じていました。

「まわりはコンクリートばかりだし、人が多すぎる。ふと、故郷には山も川もある、家は農業をやっている、あっちのほうがいいやって思って、戻ったんです」

父親のブドウ栽培は、農薬や化学肥料を使う慣行栽培でした。しかし、諏訪部さんが始めたころは、農薬や化学物質の危険性が明らかになってきた時代。「食べものに毒を使うのは矛盾だ」と感じた諏訪部さん

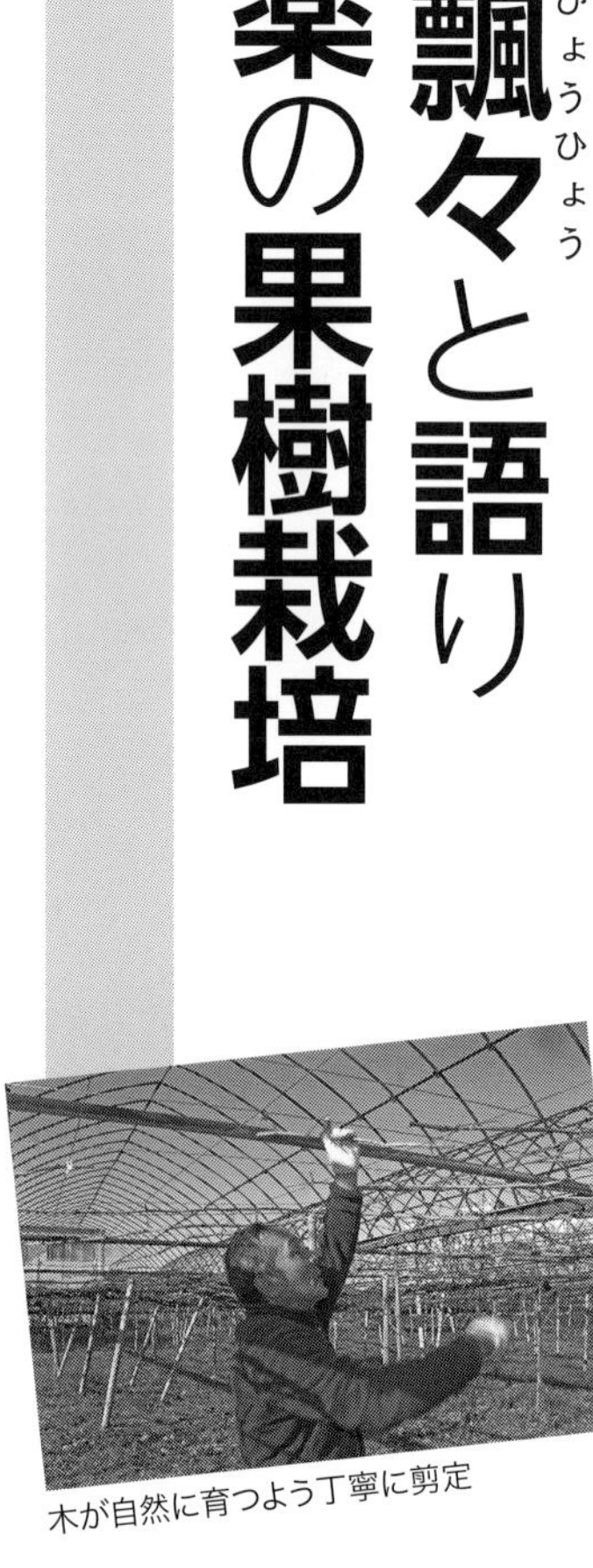

木が自然に育つよう丁寧に剪定

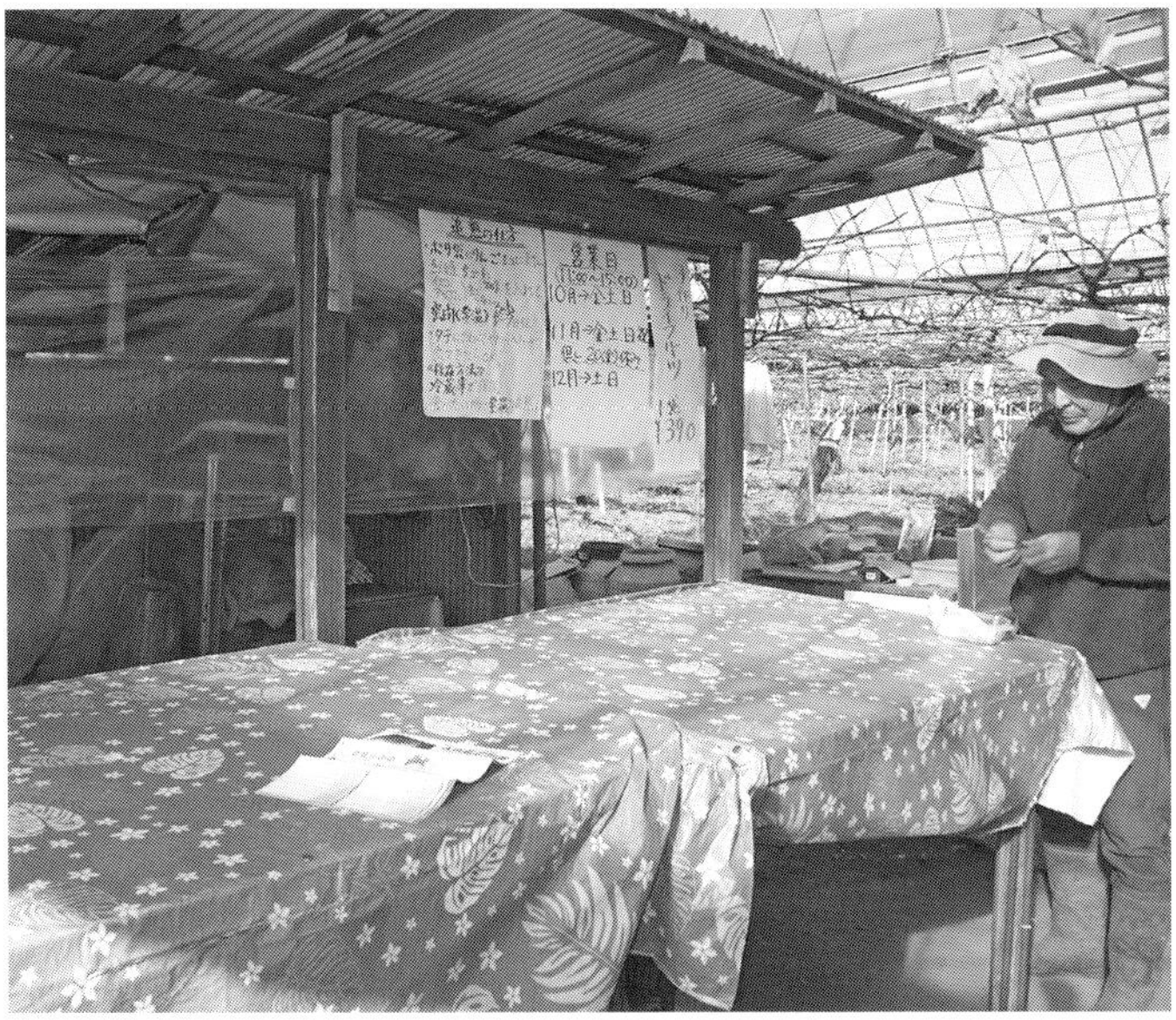

果樹園の中にある直売用スタンド

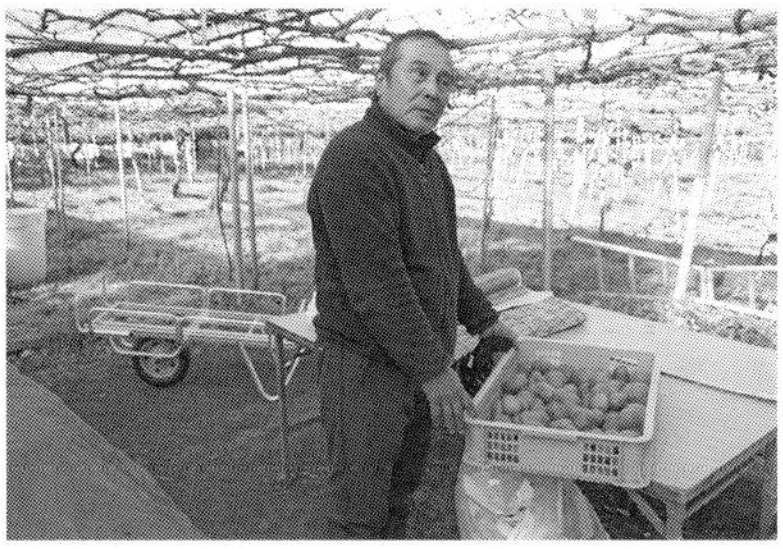

自然栽培のキウイを前に語る諏訪部さん

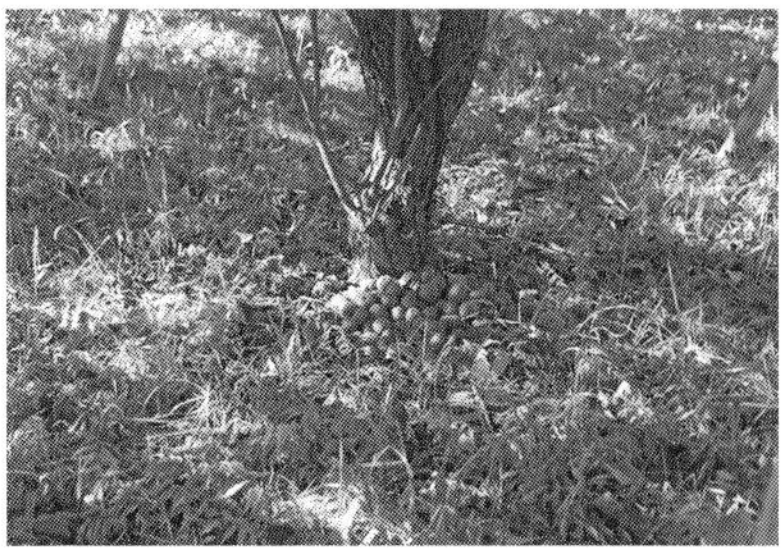

草は生え放題。落ちたキウイは根元に還元

は、手探りで無農薬栽培をめざしたのです。

「山の樹木は、だれも手入れをしないのにちゃんと成長するでしょ。果樹だっていい環境をつくってやれば、最低限の手入れだけで育ってくれる。ここは耕していないし、肥料も入れず、草は生え放題。自分のやり方は、自然農法に近いんです」

いま、諏訪部さんが栽培しているのはキウイの紅姫、イエロージョイ、アップルという品種。ブドウは、ピアレス、オリンピア、安芸クイーン、ハニーブラック、シャインマスカットなど、数えきれないほど。そのほかに、無農薬の野菜やアイガモ米もつくって、消費者に届けています。

それら農産物はすべて、「自分の作品だよ」と諏訪部さんは話します。

未来に向けて共に生きるのは コロナではなく「自然」

数年前から愛川町にも、新規就農をめざす若者が増えてきました。諏訪部さんはそうした青年たちに補助金が出るよう、「愛川自然・有機農業者の会」を組織しました。現在、7、8人の会員がいます。

「農業をめざす若者には、農業をやりたいなら必ずできる。俺みたいに、30年がんばればね、と話しています」

にやっと笑う諏訪部さん。消費者に届ける農産物に添える手紙に、昨年は「コロナ禍に思う」として、こう書きました。

「本来人間も自然の一部で、細菌やウイルスと共生関係にあるはず。ならば、今の危機に対して、もう一度『生活の有り様』を考え直すべきではないかと思います」

そして、次のことばで結びました。

「今私たちに求められているのは『withコロナ』ではなく、『with Nature（自然）』ではないかと私は思います」

めざしてきた、どこまでも自然と共生する農業。諏訪部さんの「ポエム」が生み出す農産物が、消費者に笑顔を届けます。

諏訪部衛人

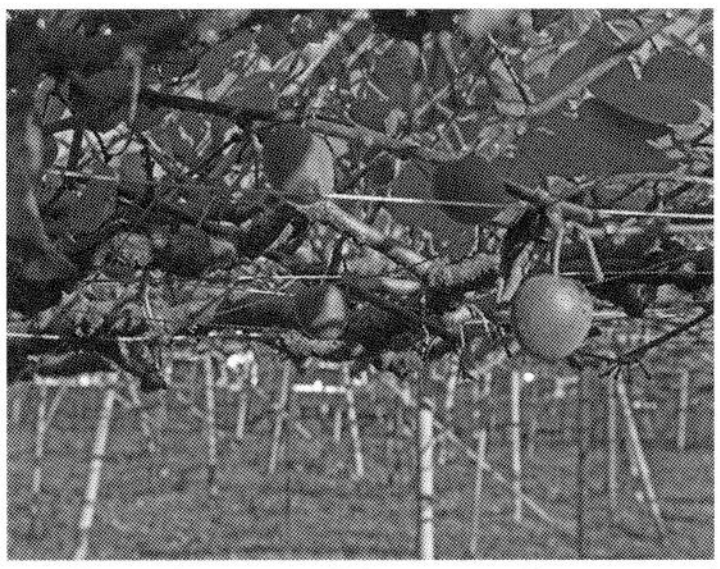

収穫時季には果樹類や野菜、アイガモ米の宅配も。詳細は電話で問い合わせを。
神奈川県愛甲郡愛川町角田92
TEL046-285-0838

情報カフェ 25

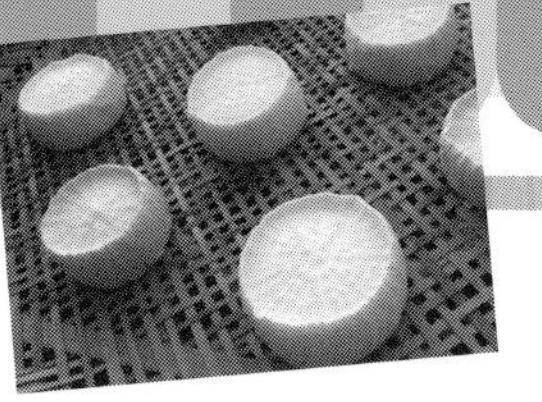

うま味も栄養価もアップ！

干し野菜を作ろう

家庭栄養研究会編集委員会

太陽と風の恵みを受けて、うま味も栄養価も増す干し野菜。生のままより保存がきいて食品ロスも減らせます。短時間干すだけでできるセミドライに挑戦してみませんか？

野菜を干すメリット

◆保存がきくので、食材のムダが減る

◆素材の甘味やうま味が凝縮

◆食物繊維や栄養価が増す

●大根を干すと
食物繊維4倍、カルシウム5倍に

●シイタケを干すと
ビタミンDが5倍に
（笠の裏を日光に3時間当てた場合）

干し方の基本

●用意するもの

ざる（竹や金属製）、**干物用ネット**＊など

＊100円ショップでも「野菜干しネット」や「多目的ネット」という商品名で売られている。

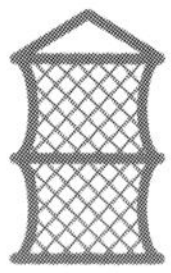

●干し方と保存法

①洗って水気をていねいに拭きとる（きのこ類は洗わないで汚れをはたく）。
②用途に応じて、細切り、短冊切り、輪切りなどにする。
③ざるなどに重ならないように並べる。
④日がよく当たり、風通しの良い庭やベランダなどに、日が出たら干し、日が陰ったら取り込む。数時間〜1日程度干すだけのセミドライなら、生と同じ感覚ですぐに使える（長く保存したい場合は、完全に乾燥するまでさらに干す）。
⑤密閉できるびんやチャック付きの保存袋に入れ、冷蔵庫で保存する。

冬におすすめ 干し野菜

野菜	切り方	干し時間	保存の目安	食べ方
大根 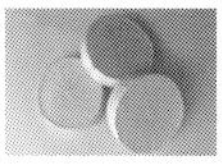	細切り・短冊切り	1〜3時間	冷蔵で約2週間	炒り煮、酢の物、サラダなど
	厚さ約2cm輪切り	半日〜1日	冷蔵で約1週間	煮物、ソテー、煮込み料理など
シイタケ 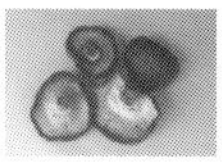	石づきを取り薄切り	2時間〜半日	冷蔵で約5日間	炒め物、煮物、みそ汁やスープに。炊き込みご飯もおすすめ
	石づきを取る	笠の裏を半日〜1日		
シメジ・マイタケ・エリンギ	石づきを取りほぐす	3時間〜半日	冷蔵で約4日間	
ショウガ	皮ごと薄切り	半日〜1日	冷蔵で約1週間	スープ、炒め物、ショウガ湯など

捨てずに干して！ いいこといっぱい ミカンの皮

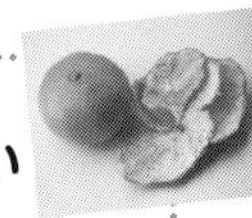

▶ミカンの皮を乾燥させた陳皮《ちんぴ》は、漢方では風邪薬として用いられ、冷え改善や健胃、リラックス作用も。
▶食べる前に皮を洗い、皮をむいて細切りまたはちぎり、4〜7日干す。
▶ミルなどで粉状にすると使いやすい。
▶めん類の薬味、漬物、あえ物、スープやミカン茶に。
▶密閉容器に入れて冷蔵すると長く色や香りが楽しめる。

参考：本誌2016年11月号特集「乾物はすぐれもの」、2020年2月号特集「新たにわかったビタミンDの実力」

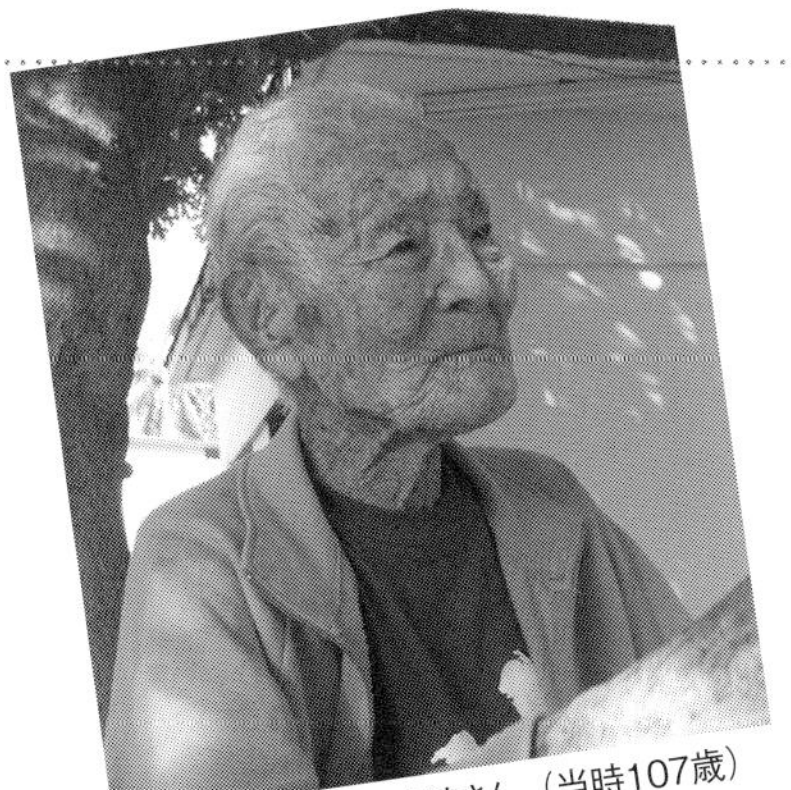

老人ホームで暮らす島津さん。(当時107歳)

キューバの日本人移民 日本式農業で大きな貢献

映像ジャーナリスト
中野健太

キューバ国内で知れ渡る 甘くて大きいスイカ

キューバの平均寿命は女性81歳男性76歳と先進国並みです。(ＷＨＯ２０１６年)私がキューバ・フベントゥ島でお会いした最高齢の方は、「農業移民」として１９２８年に20歳で、新潟からキューバに渡った１０８歳の島津三一郎さんです。

キューバに渡ってきた日本人移民の資料はあまり残っていませんが、20世紀の中頃までには、およそ１２００人いたとされています。多くの人は砂糖産業の黄金時代だったキューバで、一旗揚げるつもりでした。

第二次世界大戦中は３５０人の日本人が敵国民として強制収容されます。その後キューバ革命、キューバ危機など日本人移民は時代に翻弄され続けます。

島津さんは、89歳で農業をやめると、地元の老人ホームで暮らすことを決めます。キューバに渡ってから88年間、生まれ故郷に帰ることは果たせませんでした。

首都ハバナから南に約１５０km、島津さんが暮らしたフベントゥ島があります。日本からの移民がもっとも多く入植した場所です。１９３４年には約１２０人の日本人移民1世が開拓をしていて、50年代になると、日本人が作るスイカが「甘くて、大きい」とキューバ国内に知れ渡りました。

土地そのものは砂地であったために、含まれる栄養分は少なく、もともと農地としては適してはいなかったのですが、肥料さえ与えれば、水はけは抜群によく、糖度の高いスイカ栽培に適したのです。スイカの芽を間引き、一つ一つを大きく育てるという日本式が、当時のキューバではたいへん驚かれました。

キューバ革命後は、カストロ議長や革命家チェ・ゲバラが日本人農家のスイカ栽培を視察。移民が苦労して開拓した土地を引き続き使用することを認め、「さらにスイカ栽培を普及させてほしい」と励ましました。現在も規模こそは縮小したものの日系人がフベントゥ島で農業をしています。お盆には法要と盆踊りが盛大に開催されます。

「移民」を排除せず あたたかく受け入れる社会

島津さんは２０１６年に亡くなりましたが、当時の地元紙は「他の日本人移民たちとともに、キューバで百姓をできたことをキューバ人以上に誇りに思い、感謝していた」と紹介し、スイカ作りに励みながら誠実に生きた島津三一郎さんを「キューバにおける日本の象徴」と大きく掲載しました。

「移民」を排除するような社会ではなく、あたたかく受け入れる社会だからこそ、１０８歳の島津さんが「幸せ」と感じることができたのでしょう。排他的な社会では人々は幸せになれない。キューバからの未来へのメッセージかもしれません。

Profile
中野健太(なかのけんた):映像ジャーナリスト。テレビ朝日系「テレメンタリー」(幸せの指標—世界が注目するキューバ医療)など。著書はキューバの福祉事情と日本人移民をテーマにした『108年の幸せな孤独 キューバ最後の日本人移民、島津三一郎』他。

読者のひろば 私もひとこと

体に蓄電する電磁波 子どもたちに土遊びを

埼玉県川口市　倉持康子

『身近な電磁波被ばく』(食べもの通信社発行)を読み、周囲の人との話題にしています。

畑仕事をする友人は、この先「畑」をどう活用していくか考えていたときこの本を読んで、体に蓄電された電磁波を放電するためにも土いじりは大切だと再認識し、「地域の子どもたちに開放して、芋掘りや土遊びできるようにしたい」と話してくれました。

私も川沿いの散歩コースで木の幹に触れるなどしています。庭仕事もいままで以上に、自然を感じながらやっています。

食の安全を考える日々 甘夏酒を作りました

栃木県佐野市　西山さおり

みそ、漬物、時間をかけていろいろ作るなかで、はて、このお酒、砂糖、鍋の安全性は?と考えることがあります。仕事で保育園の給食を作っていますが、食の安心を考える日々です。

甘夏をいただきました。作ったマーマレードで鶏肉を焼いて、おいしくいただきました。甘夏酒も作ったので、できあがる3カ月後が楽しみです。

人間の生命について考え すがすがしい笑いと

大阪府枚方市　吉倉外喜子

林家木久扇さんインタビューはすがすがしい笑いを誘い、いいですね。木久扇さんは日本テレビ「笑点」で、キラリと光るコメントがあります。ルーツを知りました。戦争体験ですね。

特集では「ゆる菜食」は世界的な市民権を得ているとありました。海苔とかつお節、大豆を再び見直したいと思います。

「出ていってくれ」 病気を叱ってがんばりたい

大阪市　澤田洋子

前号の林家木久扇さんのインタビューが良かったです。夫婦で落語が好きなので、よく聞いています。インタビューでは「ぼくの体から出て行ってくれ」と病気を叱っていたと話されていて、感動しました。

夫も私も娘も病気をしたときに、そのようにことばにしていれば良かった。これからは病気に「出ていってくれ」と言いながら、がんばりたいです。食べものへの考えもしっかりしている方だと、改めて思いました。

コロナ禍にこそ 免疫力アップに七草粥《がゆ》を

高知市　米田美登利

七草粥はいままで「言い伝えられているから食べようか」ぐらいにしか考えていませんでした。前号の「ワッハッハ談義」を読んで、コロナ禍にこそ食べて、免疫力をアップさせたいと思いました。

食べもの通信読者会のご案内

参加ご希望の方は直接お問い合わせください

中野区
食べもの通信"ママ結いまーる"
定例　第3水曜　10～14時
●連絡先　久保恵子
TEL&FAX 03(3388)3612

三鷹市
定例　第2金曜　13時半～17時
三鷹市女性交流室(中央通り)
●連絡先　白井務《ちか》江《え》
TEL&FAX 0422(48)8868

横浜市
NORA食べもの通信読者会
定例　第2月曜　19～21時
●連絡先　三好 豊
TEL 045(722)9674
FAX 045(722)9675
http://nora-yokohama.org

福井
●連絡先　南 陽一郎
TEL 0776(36)2229

大津市
●連絡先　藤本明子
TEL 075(465)5252

京都
●連絡先　花岡和子
TEL&FAX 0774(62)3752

岡山
定例　第1土曜　10～12時
●連絡先　成田宣《のり》子
TEL&FAX 086(275)4082

北九州市
●連絡先　松井玲子
TEL 093(651)7050
FAX 093(651)7075

全国ネット
メーリングリスト
『食べもの通信』風ねっと
●連絡先 山崎万里 ■メールアドレス
mari@seseragi-s.com

本誌の感想を語り合い、交流する読者会を開きませんか。スタートは2人からでも。家栄研までご相談ください。

果物の農薬使用に表示を 歌はストレス解消に

北海道福島町　深浦　瞳

前号の「読者の質問」欄で、リンゴの残留農薬が取り上げられていました。私はリンゴの農薬を取り除くのに数分間、水に浸け置きして洗っていました。皮をむいても約3割しか減らせないのですね。農薬使用についての表示がないので、不安です。

コロナ禍、唯一の楽しみは仲間とのカラオケです。聞く人はマスクを着けて、うがいや手洗いもしっかりし、密にならないように気をつけています。歌はストレス発散になります。

市民権を得た「ゆる菜食」 食生活を守る政治を

東京都足立区　小泉藍子

『食べもの通信』を読むようになり、食べることにとても関心をもつようになりました。パンや野菜、肉、お菓子を食べるとき、レンジや携帯を使うとき、人間の生命についてよく考え、食生活を守ってくれる政治に早くなってほしいと思います。

有機野菜が生命にどんなに大切かということがわかり、有機野菜を買っては孫に食べさせています。少しでも孫の命に役立っていると思うと楽しいです。

高校生のスマホの長時間使用、改善したい

北海道幕別町　片山尚子

前号は「スマホ・タブレット 脳や視覚の発達の妨げに」の記事が、とても気になりました。私は高校教員をしていますが、高校生のスマホの利用時間は2時間くらいなら少ないほうで、ゲームや音楽、調べもの、すべてスマホです。SNSは「既読」にならないと心配でたまらないという子もいます。

高校の授業ではいまの生活と近い将来、親になったときのことをイメージしてもらいますが、なかなか生活改善にはつながりません。なんとかしなければ。

自宅での車洗浄 垂れ流される洗剤が怖い

千葉市　小川康史

自宅でマイカーを洗っている人をよく見かけます。洗剤は自然界に垂れ流されて、食べものや飲みものを通してヒトや動物の体に入ってくると思うと、とても怖い。止めてほしいです。

これまで本誌に登場した方々の近況

★料理愛好家の**平野レミさん**が、イラストレーターで夫の和田誠さんがおいしい、おいしいと食べてくれたという思い出の料理を集めた『新版　平野レミの作って幸せ・食べて幸せ』（本体価格１４８０円）と、野菜の魅力を引き出すアイデアいっぱいの『野菜の恩返し　野菜もよろこぶ魔法の１０３レシピ』（同１４００円、ともに主婦の友社）を刊行。

『食べもの通信』600号記念おめでとうメッセージ

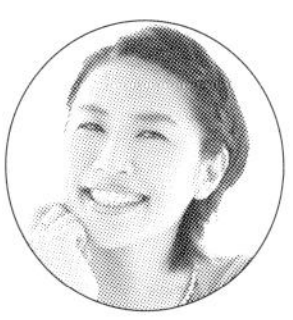

奥山佳恵さん（女優）

大切な家族を守るための、心強い情報を発信し続けてくださっていることに感謝します。旬の食材をおいしくいただくコツがいっぱいのページは、とくに大助かり！

これからも「食」を、「家族」を支えてください。おめでとうございます！

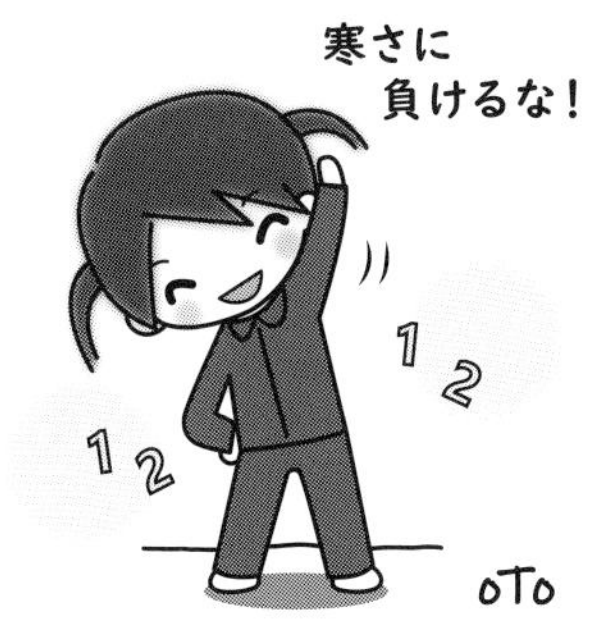

投稿歓迎　『食べもの通信』の感想や身近なできごとなど、どしどしお寄せください。メールでも受け付けています（tabemono@trust.ocn.ne.jp）。掲載させていただいた方には図書カードを進呈します。

TOPICS
情報トピックス

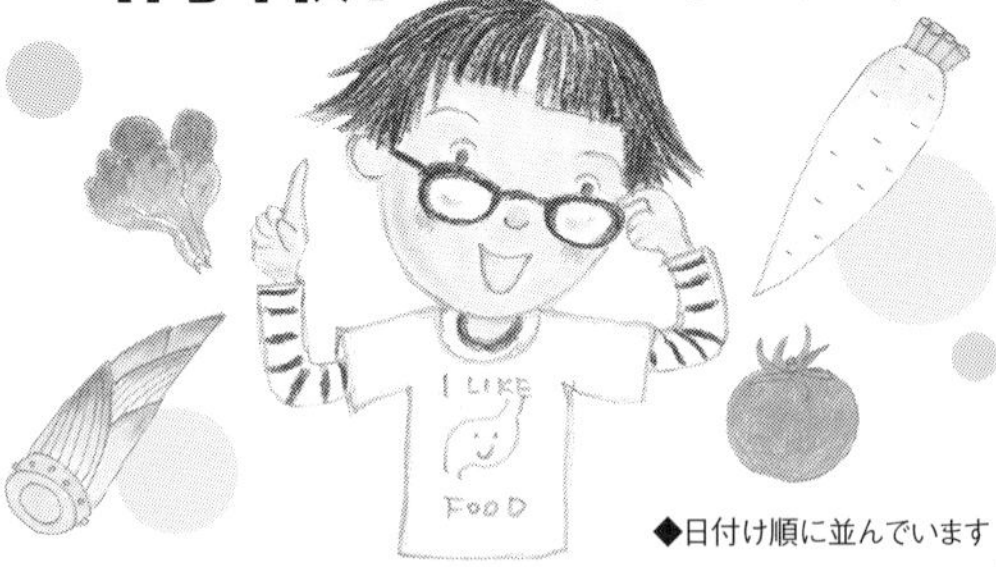

◆日付け順に並んでいます

大阪府摂津市で住民の血中から高濃度PFOA（有機フッ素化合物）

大阪府摂津市の住民の血液から、一般的な値の40倍という高濃度の有機フッ素化合物「PFOA」が検出されたことが、京都大学教授らの調査で判明した。PFOAはフライパンのテフロン加工や食品包装紙などに広く使用されているが、半永久的に分解されず、低体重児の出産の増加などの健康被害が懸念される。2019年にストックホルム条約で製造・使用が禁止されたあとも、日本政府の対応は飲用水や環境水に低い暫定目標値を導入するのみにとどまる。同市でのおもな汚染源は空調大手ダイキン工業の淀川製作所で、土壌や井戸水を通じて汚染されたとみられる。　●しんぶん赤旗　12月2日

新型コロナで少子化加速　不安解消へ早急な対策を

新型コロナウイルス感染拡大の影響で、全国の自治体が5～7月に受理した妊娠届の件数は、前年同期比で11.4%、2万6331件減少した。第2次ベビーブームの1973年に209万人だった出生数は2016年に初めて100万人を割り、昨年は86万5000人まで落ちた。

このままでは来年は70万人台になりかねず、事態は深刻だ。政府、自治体は従来の少子化対策に加え、コロナ禍でも妊産婦が安心できる医療、孤立化を防ぐ相談の態勢整備など、緊急対策を早急に講じるべきだ。

●宮崎日日新聞　12月8日

「消化管型」アレルギー　見過ごしに注意　赤ちゃん調査より

国立成育医療研究センター（東京都）がおこなった3歳以下の子どもの食物アレルギー症状に関する全国調査で、一般的な「即時型」アレルギーとは異なり、食後3時間ほどで嘔吐や下痢が生じる「消化管型」アレルギーが、医療機関で見過ごされている可能性が指摘された。消化管型は世界でも増加傾向にあるという。調査は2011～14年、食物アレルギーの有無に関係なく全国約9万3000人の赤ちゃんの保護者に、1～3歳になるまで毎年アンケートをとった。これだけ大規模に同じ集団で調査したのは初。原因は鶏卵（34.5%）、牛乳（21.7%）だった。　●朝日新聞　11月24日

シュンギクから基準180倍農薬　健康影響恐れ　福岡

福岡市は12月8日、福岡県のJAくるめが出荷したシュンギクの一部から、基準値の180倍の農薬が検出されたと発表した。食べるとけいれんを起こす恐れもあり、販売店などが回収を進めている。福岡市は少なくとも市内4店舗で販売を確認。これまでに健康被害の報告はないとしている。

市によると、農薬は有機リン系の殺虫剤イソキサチオンで、基準0.05PPmに対し9PPmが検出された。体重60kgの人がこのシュンギクを20ｇ食べると、嘔吐や失禁などの症状が出る恐れがあり、ひどい場合はけいれんを起こすという。

●共同通信　12月8日

マラリアで40万9000人死亡　コロナ影響で再び増加懸念

世界保健機関（WHO）は、マラリアによる死者が2019年に世界全体で推計40万9000人にのぼったと発表した。00年に73万6000人だった死者数は年々減少が続くが、新型コロナウイルスの感染拡大で、医療機関のマラリア治療態勢が阻害される懸念も出ている。最悪の場合、20年には死者が10万人増える可能性があるとして警戒を呼び掛けている。

19年の感染者は87カ国の2億2900万人にのぼり、18年から100万人増加。死者に占める5歳未満の乳幼児の割合は、00年の84%から19年は67%にまで低下した。　●共同通信　11月30日

ゲノム編集トマト　来冬に食卓へ
届け出のみで安全性審査はなし

厚生労働省の調査会は、筑波大発のベンチャー企業「サナテックシード」がゲノム技術を用いて開発したトマトの販売流通を了承した。外来の遺伝子や有毒物質が含まれず、アレルギーを起こす可能性が従来のトマトと変わらないことから安全性審査は不要と判断したという。このトマトは、血圧降下作用のあるガンマアミノ酪酸（GABA）産生を抑える遺伝子の機能が壊され、GABAが通常より多く含まれる。外来遺伝子が残らなければ表示義務はないが、同社はゲノム編集で開発した品種であるという表示を了承した生産者のみに種を販売する。　●毎日新聞　12月12日

コロナ重症者に血栓症多発13.2%
学会、薬で予防呼び掛け

新型コロナウイルス感染症の重症患者は、血管に血の塊ができる「血栓症」を13.2%と高い頻度で発症しているとの研究結果を12月９日、厚生労働省の研究班や日本血栓止血学会などの調査チームが発表した。

国内でコロナウイルスと血栓の関係を重症度別に調査したのは初めてという。

血栓で血管が詰まると、呼吸困難や脳梗塞につながる恐れがある。チームの森下英理子・金沢大教授（血栓止血学）は「重症者には血液が固まるのを防ぐ薬を投与するなどして、予防を心掛けてほしい」と呼び掛けている。　●WEB東奥日報　12月9日

新型コロナ変異種、新たに女性感染
英から帰国、初の検疫すり抜け

厚生労働省は12月27日、新型コロナウイルスに感染した英国滞在歴のある50代女性から、英国で流行しているのと同様の変異種が確認されたと発表した。国内での変異種感染者は8人目。帰国時の検疫では陰性だったが、その後陽性がわかったという。検疫をすり抜けて変異種感染が確認されたケースは初めてとなる。

脇田隆字・国立感染症研究所長は「感染力が強い変異種の感染者が国内で増えれば、重症者も増える。変異種を迅速に診断できる手法の開発も進めているが、なるべく流入を防ぐことが必要」と話した。　●時事ドットコムニュース　12月27日

カフェやハンバーガー店で
大豆ミートが好調

ドトールコーヒーでは20年9月から、牛肉や豚肉に食感や味を似せた「大豆ミート」を使った商品を全国で販売し、売れ行き好調だという。ロッテリアやフレッシュネスバーガーでも全国販売し、モスバーガーは動物性食材を使わない「グリーンバーガー」の販売も始めた。各社は東京五輪に向け、多様な宗教や食文化をもつ訪日観光客を対象に商品開発してきたが、海外のビーガン（完全菜食主義）食の流行を通じて、国内消費者にも大豆ミートが受け入れられている。大豆たんぱく質の普及は、畜産による温室効果ガスの排出や水消費の抑制につながる。　●朝日新聞　12月10日

ニトリ、ヤマダデンキ、カインズ
アスベスト検出でバスマットなど回収

流通大手各社は、珪藻土バスマットなど中国製の珪藻土を使った製品に基準値超えの石綿（アスベスト）が含まれていたとして、2020年12月より回収をおこなっている。なお、通常使用した場合はアスベストが出ることはないとしているが、削った場合は飛散することがあるという。

また、日本で製造された珪藻土商品を周知するために活動している日本珪藻土日用雑貨製造協会は、「当協会の会員企業が製造・販売する珪藻土バスマットは、アスベストを一切使用しておりませんので安心してご利用ください」としている。　●都商研ニュース　12月29日

新米消費振るわず
10月の家計支出額　過去20年で最低

総務省の家計調査によると、10月の米の家計支出額（2人以上世帯）は前年から10%以上落ち込み、もっとも需要が多い10月としては過去20年で最低水準となった。米の支出額はコロナ禍での巣ごもり消費を受け、9月まで8カ月連続で前年を上回り、家庭用が業務用の販売不振を補っていたが、10月は減少に転じた。

「GoToイート」キャンペーンで外食支出が回復に向かったことや、買いだめで残った米の影響とみられる。同じ主食のパンや麺が前年並みのいっぽうで、米は2604円と前年比10.8%減となり落ち込みが際立った。　●日本農業新聞　12月11日

PRESENT
読者プレゼント

応募方法　FAX通信用紙のプレゼントA・Bいずれかに○をつけ、アンケートにご記入のうえ、2月20日までにお申し込みください（メール、郵送も可）。抽選でA・Bを各5人の方にプレゼントします。

A 『捨てられる食べものたち 食品ロス問題がわかる本』

●著者：井出留美
●旬報社
●1540円（税込）

今月号で特集した「食品ロス」。食品ロス問題ジャーナリストの著者が、食品ロスの現状、世界と日本の食事情をイラストつきで詳しく、わかりやすく解説しています。

「飽食」といわれるなかで、気づかなかった日本が「食品ロス大国」であること、そのいっぽうでその日の食べものにも事欠く人々がいることを考え、食の現実との向き合い方を教えてくれます。「食品ロス」防止の実践に、おすすめしたい一冊です。

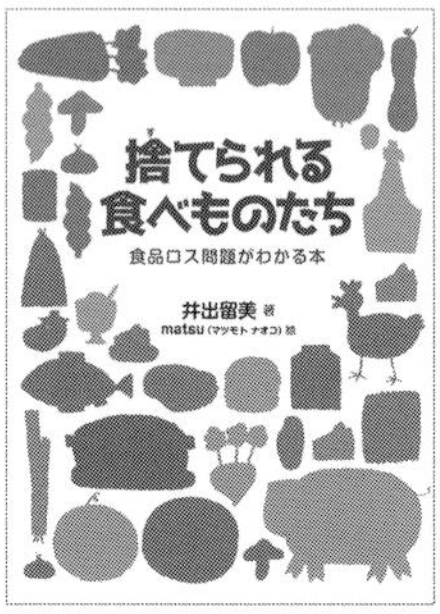

●TEL：03-5579-8973

B 経《きょう》木《ぎ》らっぷ　長型

長野県産のアカマツで作られた経木のラップです。無垢のアカマツを紙のように削った、日本の伝統的な食品包装材です。

天然の抗菌作用、通気性、吸水性に優れ、おにぎりやお菓子などを包むのに最適です。好みのサイズに切ってお弁当の仕切りや揚げものの下敷き、落としぶたの代わりにもお使いいただけます。

使用後は燃えるゴミとして処理でき、コンポストにも入れられるエコ素材です。

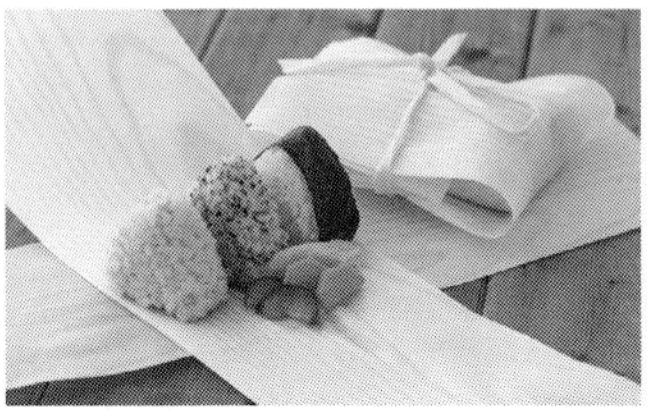

●内容量：20枚（430㎜×120㎜）
●定価：715円（税込）
●クアントバスタ
TEL：042-850-6201

くらしのMEMO

おからパウダー活用しておいしく健康に

管理栄養士　小倉 希

豆腐や豆乳を作るときにできるおからは栄養価が高いことで知られていますが、生では冷蔵保存で2、3日しか持ちません。おからパウダーにすると、栄養価はほとんど変わらず、常温でも数週間も持ち、冷凍保存もできます。

◎おからパウダーの特性

●食物繊維が豊富　不溶性食物繊維が豊富なので、便秘解消や美肌効果が期待できる。
●高たんぱく質・低糖質　たんぱく質が豊富で糖質が少なく、小麦粉や米の代用になる。
●満腹感を得やすい　水分を含むと4~5倍になり、満腹感を感じて、食べ過ぎを防ぐ。

◎さまざまな料理に

クセが少ないので、ハンバーグのつなぎやポテトサラダ、スープやドリンク、ヨーグルトに加えるなど、さまざまな料理に手軽に使えます。水分を吸うので、水分の多い食材には食べる直前に加えます。

◎おからパウダーの作り方

①オーブンを140度に温める。
②天板にクッキングシートを敷き、生のおからを平らに広げる。
③ときどき混ぜて、140度で1時間焼く。
④粗熱がとれたら、フードプロセッサーにかける。
⑤密閉容器に入れて、冷蔵保存する。

＊2週間を目安に使い切る。長期保存する場合は冷凍庫に。戻し方はおからパウダーに4倍の重量の水を加えて戻す。一日大さじ3杯を目安に摂取。食べ過ぎると便秘や下痢になることも。

家栄研だより

（家庭栄養研究会）
TEL：03-3518-0624　FAX：03-3518-0622

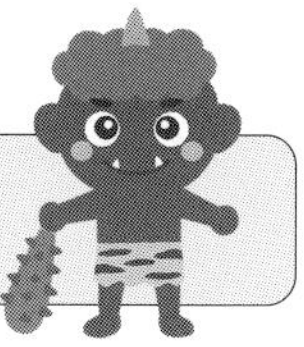

オンライン講演会
「笑いと食と健康」

講師：昇幹夫氏（産婦人科医、日本笑い学会副会長）
日時：3月13日（土）午後2時から
詳細は次号でお知らせいたします。
共催：家庭栄養研究会・食べもの通信社

笑うことが健康にどのように大事かを、お話しいただきます。コロナ禍で引きこもりがちな昨今だからこそ、みんなで学びましょう。

ご活用ください

日本消費者連盟作成ブックレット
『グリホサート～身近な除草剤にひそむ危険 』

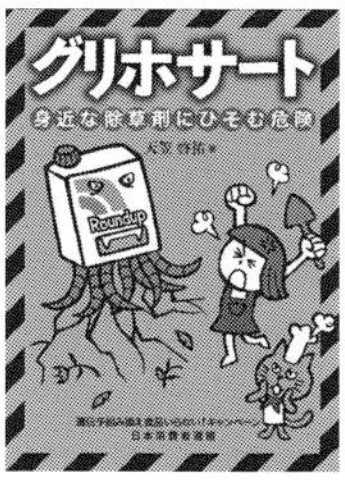

発がん性が疑われている除草剤グリホサート。世界では規制や禁止の動きが活発ですが、日本ではいまだにホームセンターなどで山積みされて売られています。

ほとんど報道されないグリホサートの実態を、科学ジャーナリストで日本消費者連盟顧問の天笠啓祐さんが、Q＆A方式でやさしく解説。私たちにできることも提案されています。

定価：500円（送料別）／A5判
＜ご注文は日本消費者連盟まで＞
電話：03(5155)4765
FAX：03(5155)4767
eメール：office.j@nishoren.org

お知らせ　**ミニ学習会はもう少し休みます**

新型コロナウイルスの感染が広がっているため、しばらくお休みいたします。

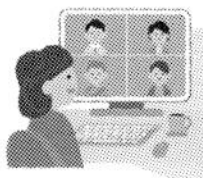

ズームでオンライン読者会を開きませんか　編集委員も参加できます

『食べもの通信』をみんなで読み合うと、より楽しく深く学べます。ズームなどを活用したオンライン読者会、あるいはオンラインを併用した読者会を開きませんか。編集委員の参加も可能です。編集委員の参加をご希望の方は、お問い合わせください。

横浜の読者会NORAは、オンラインで読者会をおこなっています。全国どこからでも参加可能です。全国の皆さまのご参加を大歓迎します。ご希望の方はNORA（42ページ）までお電話ください。

ご活用ください

読者会、学習会などにご活用いただける『食べもの通信』の見本誌（バックナンバー）を差し上げます。

家栄研までお申し出ください。

講師派遣しています

輸入食品の安全性、食品添加物、学校給食、電磁波問題などの学習会や勉強会に、講師の紹介や派遣をおこないます。家栄研までお問い合わせください。

家庭栄養研究会に入会しませんか！

『食べもの通信』を支え、「心と体と社会の健康を高める食生活」を広めませんか。

会員には会報『家栄研通信』（隔月）をお送りいたします。年会費4000円、『食べもの通信』の年間購読料は会員割引で8000円になります。

編集後記

▼お蔭様で、今号で600号を迎えることができました。食べもの通信社と家栄研が神保町の合同出版の事務所へ同居して間もなくの頃、合同出版の協力も得て手作りの500号記念パーティーを開いたことを思い出します。あれから丸8年、多くの方々に支えられ、さらに100号を編集してきました。本当にありがとうございました。そしてこの2月に小さな新事務所に独立します。学び舎を巣立つ卒業生のように期待と不安がいっぱいですが、時代の嵐に立ち向かう所存です。▼花粉症の特集は前回（16年2月号）「合成洗剤やシャンプーは原因の一つ」と紹介し、石けんに変えて改善したという報告が寄せられています。ぜひ併せてお試しください。▼厚労省が12月「生活保護の申請は国民の権利です。ためらわずに相談してください」と呼びかけるとともに、各自治体に弾力的な運用をするよう特別通達を出しました。やっと少し血の通ったことばに触れたように感じました。

（編集委員長　松永眞理子）

食べもの通信社NEWS

http://tabemonotuushin.co.jp

おかげさまで600号

事務所移転のお知らせ

2月20日、今の事務所のすぐ近くですが、家庭栄養研究会とともに移転します。
新住所：〒101-0051
東京都千代田区神田神保町1-46

緊急事態宣言発令による書籍発送の対応について

緊急事態宣言発令により発送業務を縮小します。書籍の発送については、3～5日ほどお時間をいただいております。お待たせして申し訳ございませんが、なにとぞご理解のほど、よろしくお願い申し上げます。

ZOOMで『食べもの通信』読者会

「ZOOM」を使ったオンラインでの食べもの通信読者会をおこないます。
■1月28日（木）16時～17時30分
■募集人数：8名
■参加費：無料
『食べもの通信』を読んでの感想や意見交換をします。参加希望の方は、氏名、住所、TELを明記のうえ、メールにてお申込みください。お申込みいただいた方には当日の読者会参加のための「参加URL」をメールします。
■締め切り：1月26日
メールアドレス：
info@tabemonotuushin.co.jp
件名：読者会参加希望
注）ZOOMが使えることが前提です。

銀行振込みのさいのお願い

銀行振込みの場合、お申込者と振込み名が違う、住所が非通知になっているなどで、入金の確認ができないケースがございます。書籍を受け取ったさいの封筒の宛名ラベルの氏名・住所が、振込み時の名前・住所と一致しない場合、小社にご一報いただけると助かります。

継続購読のお願い 抽選で粗品をプレゼント

定期購読（直送）を継続していただいた方のなかから抽選で**20名様**に、「かやふきん」をプレゼント。

今回は1月21日から2月20日までに継続の振り込みをされた方が対象です。発表は発送をもって代えさせていただきます。

■定期購読のお勧め（前納制）
★年間購読料 **8880円**（税・送料込）
バックナンバー1冊プレゼント
★半年購読料 **4440円**（税・送料込）
ファクス、郵送、電話、メールなどでお申し込みください。

ご送金は郵便振替で。

年間購読は自動継続です

購読期間が切れる2カ月前に、継続用の振込用紙をお送りします。

お断り ご送金いただいたあとに（とくに月の中旬にご送金のとき）、行き違いで振込用紙が届く場合がありますが、何とぞご容赦ください。

購読期間が切れても、継続してお送りしています。**購読中止の場合は、**お手数ですが、**必ずご連絡ください。**
■取り扱い書店（約100店舗）は、小社ホームページをご覧ください。

■郵便振替口座00190-9-88386 食べもの通信社
■土日祝日は、発送をお休みしますので、ご了承ください。営業時間10：30～16：00
■本誌の記事を転載するさいは、小社までご連絡ください。
■ご投稿・情報をお待ちしております。

食べもの通信 3月号予告

インタビュー
キャスター 国谷裕子

特集① **「自然のだし」が健康を支えていた！**
おいしく手軽な「だし生活」続けています 梅津有希子
人工だし なにが問題？ 天笠啓佑

特集② **原発事故10年目**
トリチウム汚染水に T14汚染 グリーンピース
依然として汚染が残る食品 山川 剛

シリーズ **コロナ危機から命を守る〈7〉**
感染予防に有効 紅茶うがい 奈良県立医大の報告から

がんの治療と再発予防と補完療法⑤
がんの自然退縮と心 矢山利彦

どっちを選ぶ **すき焼のたれ**㉔ 小薮浩二郎

食べもの通信 心と体と社会の健康を高める食生活
2
2021 2月号
No.600

編集／家庭栄養研究会
TEL 03-3518-0624　FAX 03-3518-0622
発行／株式会社 食べもの通信社
TEL 03-3518-0621　FAX 03-3518-0622
〒101-0051
東京都千代田区神田神保町1-44
発売／合同出版株式会社
TEL 048-291-9494　FAX 048-291-9414
デザイン／佐藤健
印刷・製本／光陽メディア

お申し込み・お問い合わせ先

●購読の申し込み、書籍の注文、発送、住所変更、購読中止などに関するお問い合わせは、食べもの通信社へ。
TEL：03-3518-0623　FAX：03-3518-0622
●編集内容についてのお問い合わせは、家庭栄養研究会へ。
TEL：03-3518-0624　FAX：03-3518-0622
メールアドレス：tabemono@trust.ocn.ne.jp
ホームページ：http://tabemonotuushin.co.jp

FAX通信用紙

家庭栄養研究会・食べもの通信社
FAX 03-3518-0622

■お名前　　掲載可・匿名希望・掲載不可
いずれかに○をつけてください。　■年齢

■ご住所　〒　　読者・会員（○をつけてください）

■ご職業

■電話／FAX　　■メールアドレス

●読者プレゼントのお申し込みは、FAX以外に、メールや郵送、ホームページからも受け付けております。

2月号 読者プレゼント	希望します	A:『捨てられる食べものたち 食品ロス問題がわかる本』（　　）	B: 経木ラップ 長型 20枚入り（　　）	＊どちらかひとつに○をつけてください

アンケートにご協力ください

●プレゼント応募締切り2月20日　＊小社のホームページからも応募できます
当選者の発表はプレゼントの発送をもってかえさせていただきます。

●ご感想

●連載でよかったページ

●身近な出来事、楽しみにしていることなどあなたのご意見をお寄せください。

●今回の特集について　□ とてもよかった　□ よかった　□ むずかしかった　□ ものたりなかった

●今後取り上げてほしいテーマ、インタビューしてほしい人は?

※ご感想など「私もひとこと」欄に掲載させていただく場合があります。

●お友達をご紹介ください（バックナンバーを見本誌としてお送りします）

ふりがな
●お名前　　●ご職業

●ご住所　〒

●電話

食べもの通信社　〒101-0051　東京都千代田区神田神保町1-44　TEL:03-3518-0623　FAX:03-3518-0622
■http://tabemonotuushin.co.jp　■メール:tabemono@trust.ocn.ne.jp

●感想・ご質問・ご意見などはメールやホームページでも受け付けております。送り先は食べもの通信社のメールアドレスまで。
●FAXでのご注文は裏面の［注文用紙］でお願いします。

2021.02

食べもの通信社の出版物［注文用紙］

申込み FAX:03-3518-0622へ

お名前　　　　　　　　年齢

ご住所 〒

TEL/FAX　　　　　　　　ご職業（所属）

『食べもの通信』定期購読申込み 8880円（税・送料込み）　［　］月号より（　）冊

新刊 **知っておきたい身近な電磁波被ばく**	1400円（税・送料別）	（　）冊
大好評3刷 **食べものが劣化する日本**	1400円（税・送料別）	（　）冊
〔改訂新版〕 **がん再発予防の食事&生活術**	1300円（税・送料別）	（　）冊
乳がんに負けない! あなたの命を守る食事	1300円（税・送料別）	（　）冊
今日からできる　認知症予防の食事と生活	1200円（税・送料別）	（　）冊
6刷 **知ってびっくり　子どもの脳に有害な化学物質のお話**	1300円（税・送料別）	（　）冊
牛乳のここが知りたい 気になる女性ホルモン、がんリスク〈ブックレット②〉	600円（税・送料別）	（　）冊
小麦で起きる現代病 "パン好きな人"気をつけて〈ブックレット①〉	600円（税・送料別）	（　）冊
おかわりちょうだい! 保育園ごはん 元気な子どもを育てる安心レシピ	1400円（税・送料別）	（　）冊
四季の保存食と作りおきレシピ100	1300円（税・送料別）	（　）冊
『食べもの通信』収納BOX（2年分収納できます）	300円（税・送料別）	（　）個

2020〜21年『食べもの通信』バックナンバー 本体価格600円（税別）　**サポーター価格10冊1セット 6000円（税込み）**

号	特集	冊数
20年 1月号	特集 やっぱりお正月にはお餅	（　）冊
2月号	特集① 新たにわかったビタミンDの実力　特集② 野菜を無駄なく食べきる	（　）冊
3月号	特集① 消化力高めて体調アップ　特集② 原発事故から9年	（　）冊
4月号	特集 有機食材の学校給食	（　）冊
5月号	緊急特集 新型コロナ感染予防　特集② 市販のパン・除草剤残留　特集③ 安心な虫よけスプレー	（　）冊
6月号	特集 世界が注目! 抵抗力アップの納豆パワー　シリーズ コロナ危機から命を守る〈1〉	（　）冊
7月号	特集 コロナ禍で拍車! 気候変動が招く食料危機 シリーズ コロナ危機から命を守る〈2〉	（　）冊
8月号	特集 色とりどりの夏野菜で免疫力アップ!　シリーズ コロナ危機から命を守る〈3〉	（　）冊
9月号	特集 食べ続けて大丈夫?超加工食品　シリーズ コロナ危機から命を守る〈4〉	（　）冊
10月号	50周年記念号特集 50年で激変!化学物質を減らしてすこやかな未来を	（　）冊
11月号	特集① 最強の健康食　特集②新たなプラスチック問題　シリーズ コロナ危機〈5〉	（　）冊
12月号	特集 海苔は日本古来のスーパー食材　シリーズ コロナ危機〈6〉	（　）冊
21年 1月号	特集 新年から始める「ゆる菜食」	（　）冊

●**お支払方法**（いずれかをお選びください）　□**郵便振替**　□**代金引換**（送料と代引手数料別）

『食べもの通信』年間プレゼント（結婚祝い・出産祝い・お礼・その他）（　）月号から **1年間8880円、半年間4440円**（税・送料込み）

●プレゼントの送り先

お名前　　　　　　　　TEL

ご住所 〒　　　　　　　　メール

食べもの通信社　〒101-0051　東京都千代田区神田神保町1-44
TEL:03-3518-0623　FAX:03-3518-0622　http://tabemonotuushin.co.jp

＊土日祝日は休業のため、ご注文の品の発送は平日になります。ご了承ください。　価格:2021年2月1日現在

祝『食べもの通信』600号記念

編集—家庭栄養研究会　TEL:03-3518-0624　FAX:03-3518-0622
発行—食べもの通信社　TEL:03-3518-0623（注文専用電話・10～18時）　FAX:03-3518-0622
発売—合同出版（注文専用）　TEL:048-291-9494　FAX:048-291-9414

『食べもの通信』
年間購読料　8880円（税・送料込）

〒101-0051
東京都千代田区神田神保町1-44

ISBN 978-4-7726-7140-8
C0036 ¥600E
9784772671408

定価＝本体600円＋税

1920036006007

食べもの通信

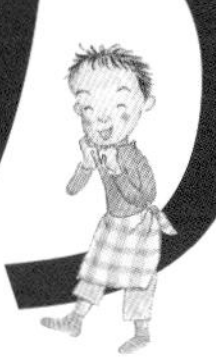

2021
3月号
No.601

心と体と社会の健康を高める食生活

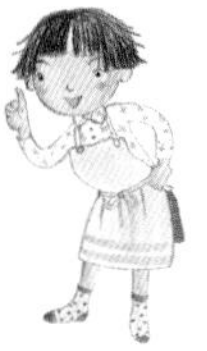

シリーズ

コロナ危機〈8〉
ビタミンD不足が新型コロナ重症化の背景に
満尾 正

茶葉からいれた「紅茶」は感染力99・975%不活化
矢野寿一

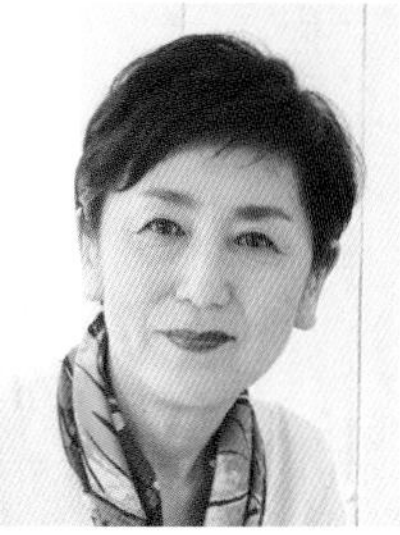

●インタビュー

キャスター
FAO日本担当親善大使
国谷裕子さん

地球を守るため
すべての人が行動を

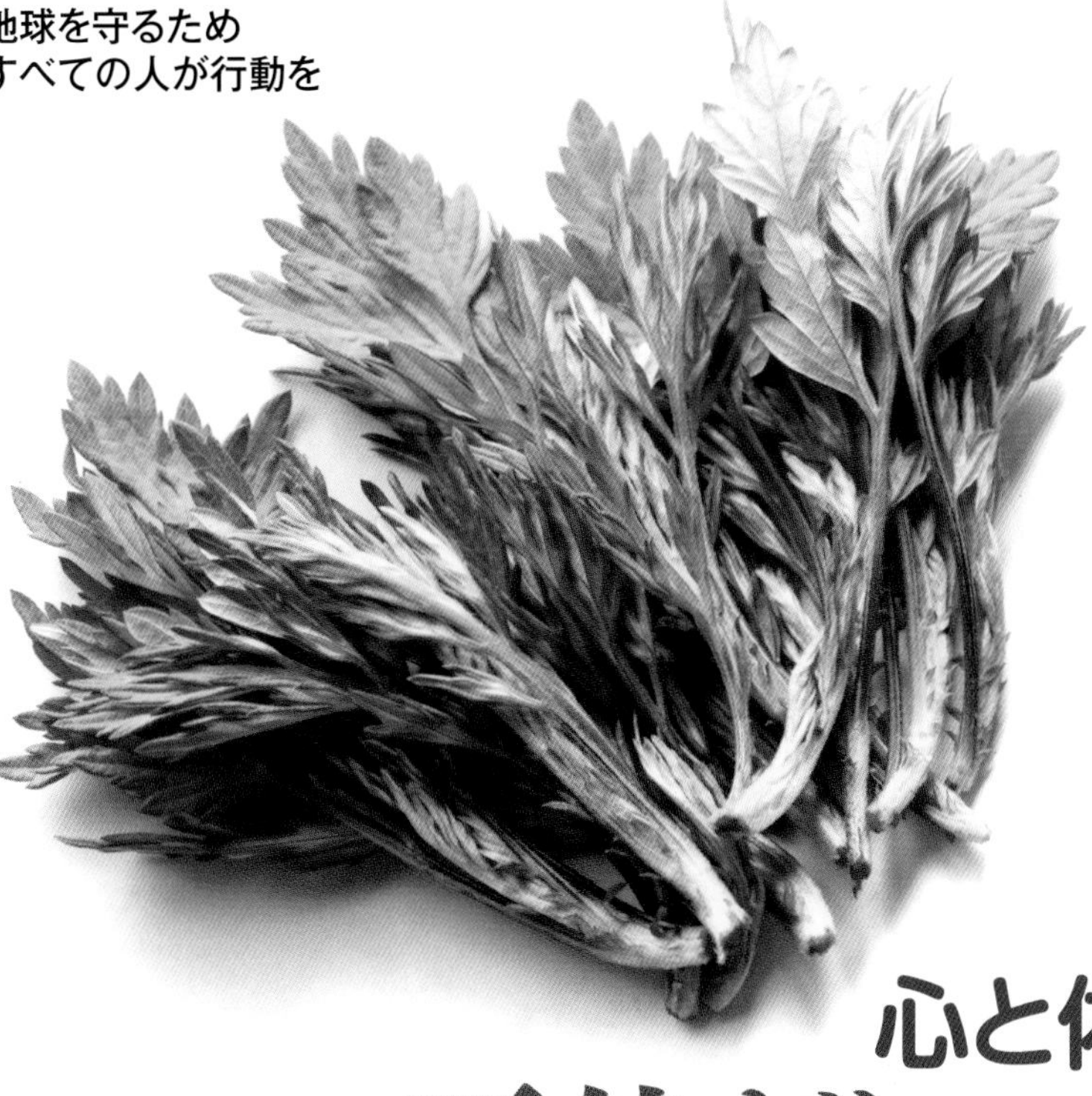

特集1

心と体を癒す 天然だしのチカラ

特集2

原発事故から10年
いまなお未解決―帰還・汚染水・山の食材

3 弥生

編集／家庭栄養研究会

●写真:ヨモギ